A CRIANÇA QUE COME MAL

A CRIANÇA QUE COME MAL

Atendimento multidisciplinar

A experiência do CENDA

Centro de Excelência em Nutrição e Dificuldades Alimentares do Instituto PENSI

Coordenadores

Mauro Fisberg

Priscila Maximino

MANOLE

Instituto PENSI
PESQUISA E ENSINO EM SAÚDE INFANTIL

UMA INSTITUIÇÃO DA
FUNDAÇÃO José Luiz Egydio Setúbal

Editora: Eliane Otani
Coordenação e produção editorial: Eliane Otani/Visão Editorial
Projeto gráfico e diagramação: Eliane Otani/Visão Editorial
Capa: Sopros Design

CIP-BRASIL. CATALOGAÇÃO NA PUBLICAÇÃO
SINDICATO NACIONAL DOS EDITORES DE LIVROS, RJ

C946

A criança que come mal : atendimento multidisciplinar : a experiência do CENDA – Centro de Excelência em Nutrição e Dificuldades Alimentares do Instituto PENSI / coordenação Mauro Fisberg, Priscila Maximino. - 1. ed. - Santana de Parnaíba [SP] : Manole, 2022.
368 p. ; 23 cm.

Apêndice
Inclui bibliografia
ISBN 978-65-5576-431-4

1. Crianças - Nutrição. 2. Distúrbios alimentares. 3. Hábitos alimentares. I. Fisberg, Mauro. II. Maximino, Priscila.

21-73518 CDD: 613.2083
CDU: 613.2-053.2

Camila Donis Hartmann - Bibliotecária - CRB-7/6472

1ª edição – 2022

Editora Manole Ltda.
Alameda América, 876 – Polo Empresarial – Tamboré
Santana de Parnaíba – SP – Brasil – CEP: 06543-315
Tel.: (11) 4196-6000
www.manole.com.br – atendimento.manole.com.br

Impresso no Brasil | *Printed in Brazil*

Coordenadores

MAURO FISBERG

Pediatra e Nutrólogo. Graduado em Medicina e Doutor em Ciências (Nutrição Pediátrica) pela Escola Paulista de Medicina da Universidade Federal de São Paulo (EPM-Unifesp). Especialista em Nutrologia pela World Hunger Program United Nations University, Tóquio, Japão. Professor Associado Sênior do Departamento de Pediatria da EPM-Unifesp. Fundador e Coordenador do Centro de Excelência em Nutrição e Dificuldades Alimentares (CENDA) do Instituto PENSI, da Fundação Jose Luiz Egydio Setúbal e Sabará Hospital Infantil. Membro Titular do Departamento de Nutrologia da Sociedade Brasileira de Pediatria (SBP). Membro do Departamento de Nutrologia da Sociedade de Pediatria de São Paulo (SPSP). Coordenador do Working Group Feeding Difficulties da Sociedade Latino-americana de Gastroenterologia, Hepatologia e Nutrição Pediátrica (SLAGHNP).

PRISCILA MAXIMINO

Graduada em Nutrição pelo Centro Universitário São Camilo. Especialista em Atendimento Multidisciplinar do Adolescente e Mestre m Ciências com ênfase em obesidade pela EPM-Unifesp. Pós-graduada em Pesquisa Clínica pela Invitare. Formação (Atualização) Internacional em Dificuldades Alimentares pela Mealtime Miseries: Management of Complex Feeding Issues e Pediatric Feeding Issues, EUA. Fundadora e Pesquisadora do Centro de Excelência em Nutrição e Dificuldades Alimentares (CENDA) do Instituto PENSI, da Fundação José Luiz Egydio Setúbal. Supervisora do Atendimento Nutricional e da Produção Científica do CENDA. Docente do Curso de Pós-graduação do Hospital Israelita Albert Einstein. Larga experiência em atendimento pediátrico, atuando com o Prof. Mauro Fisberg.

Autores

EQUIPE DO CENDA

ANA CAROLINA LEME

Graduada em Nutrição pelo Centro Universitário São Camilo. Mestre e Doutora pela Faculdade de Saúde Pública da Universidade de São Paulo (FSP-USP). Bolsista de Doutorado-sanduíche no Priority Research Center in Physical Activity and Nutrition, Universidade de Newcastle, Austrália. Pós-doutorado na FSP-USP, com estágio de pesquisa no Children's Nutrition Research Center, Baylor College of Medicine, EUA, e Family Relations and Applied Nutrition, University of Guelph, Canadá.

CAMILA FUSSI

Graduada em Fonoaudiologia pela Pontifícia Universidade Católica de Goiás (PUC-GO). Especialista em Disfagia pelo Conselho Federal de Fonoaudiologia (CFFa). Experiência clínica em Disfagia e Dificuldades Alimentares. Fonoaudióloga do CENDA. Diretora do Camila Fussi Saúde e Educação.

GABRIELA MALZYNER

Graduada em Psicologia pela Pontifícia Universidade Católica de São Paulo (PUC-SP) e em Psicanálise pelo Instituto Sedes Sapientiae. Mestre em Psicologia Clínica pela PUC-SP. Coordenadora do Núcleo de Infância e Adolescência do Centro de Estudos Psicanalíticos (CEP), em São Paulo, SP. Psicóloga Consultora do CENDA do Instituto PENSI.

NATHALIA GIOIA DE PAULA

Graduada em Pediatria e em Gastroenterologista Pediátrica pela Universidade Federal de São Paulo (Unifesp). Pediatra e Pesquisadora do CENDA do Instituto PENSI. Pediatra Gastroenterologista do Pronto-socorro do Hospital Infantil Sabará.

RAQUEL RICCI

Graduada em Nutrição e Metabolismo pela Faculdade de Medicina de Ribeirão Preto da Universidade de São Paulo (FMRP-USP). Especialista em Saúde da Criança e do Adolescente pela Escola Paulista de Medicina da Universidade Federal de São Paulo (EPM-Unifesp). Formação em Pesquisa Clínica na Invitare. Nutricionista do CENDA do Instituto PENSI e da Clínica Pediátrica Nutrociência.

AUTORES CONVIDADOS

ABYKEYLA MELISSE TOSATTI

Graduada em Nutrição e Especialista em Adolescência pela Escola Paulista de Medicina da Universidade Federal de São Paulo (EPM-Unifesp). Pós-graduada em Marketing pela Universidade Presbiteriana Mackenzie e em Obesidade e Emagrecimento pela Universidade Gama Filho.

ADRIANA TREJGER KACHANI

Graduada em Nutrição pelo Centro Universitário São Camilo. Especialista em Fitoterapia pela Faiara. Mestre e Doutora pela Faculdade de Medicina da Universidade de São Paulo (FMUSP).

CAMILA LEONEL MENDES DE ABREU

Graduada em Nutrição pelo Centro Universitário São Camilo. Especialista em Adolescência pela Escola Paulista de Medicina da Universidade Federal de São Paulo (EPM-Unifesp). Mestre em Ciências Aplicadas à Pediatria pela EPM-Unifesp. Atua em Medical Affairs na Danone Nutricia.

CLÁUDIA DE C. RAMOS

Graduada em Fonoaudiologia pela Pontifícia Universidade Católica de São Paulo (PUC-SP) e em Administração de Empresas pela Fundação Armando Alvares Penteado (FAAP). Especialista em Fonoaudiologia na Saúde pela Faculdade de Medicina da Universidade de São Paulo (FMUSP). Mestre em Educação e Saúde na Infância e Adolescência pela Universidade Federal de

São Paulo (Unifesp). Fonoaudióloga do Centro de Excelência em Nutrição e Dificuldades Alimentares (CENDA) do Instituto PENSI, de 2014 a 2021.

EVELIN CZARNY HASBANI

Graduada em Nutrição pelo Centro Universitário São Camilo. Especialista em Adolescência pela Universidade Federal de São Paulo (Unifesp). Mestranda em Ciências Aplicadas à Pediatria da Unifesp. Conselheira da ONG Associação Paulista de Apoio à Família (APAF).

LUANA ROMÃO NOGUEIRA

Graduada em Nutrição pela Universidade Presbiteriana Mackenzie. Mestre em Nutrição em Saúde Pública pela Universidade de São Paulo (USP). Pesquisadora Científica do CENDA do Instituto PENSI. Professora de Cursos de Pós-graduação. Nutricionista na Clínica NutriCilla.

NATHALIA MORETTI FONTANEZI COSTA

Graduada em Nutrição pelo Centro Universitário São Camilo. Especialista em Adolescência para Equipe Multidisciplinar pela Universidade Federal de São Paulo (Unifesp). Mestre em Ciências Aplicadas à Pediatria pela Unifesp. Especialista em Administração de Empresas pela Fundação Getulio Vargas (FGV) e em Nutrição Maternoinfantil pela Universidade Municipal de São Caetano do Sul (USCS). Aprimoramento em Transtornos Alimentares pelo Programa de Tratamento de Transtornos Alimentares (AMBULIM) do Instituto de Psiquiatria do Hospital das Clínicas da Faculdade de Medicina da Universidade de São Paulo (IPq-HCFMUSP).

RACHEL HELENA VIEIRA MACHADO

Graduada em Nutrição pelo Centro Universitário São Camilo. Especialista em Nutrição Clínica Hospitalar pelo Hospital das Clínicas da Faculdade de Medicina da Universidade de São Paulo (HCFMUSP) e em Nutrição na Infância e Adolescência pela Escola Paulista de Medicina da Universidade Federal de São Paulo (EPM-Unifesp). Mestre em Ciências da Saúde pela EPM-Unifesp. Certificação em Pesquisa Clínica pela Harvard Medical School. Especialista em Pesquisa Clínica no Instituto de pesquisa do HCor.

Prefácio

Não é verdade que as pessoas param de perseguir os sonhos porque estão envelhecendo, elas estão envelhecendo porque pararam de perseguir os sonhos.
— Gabriel García Márquez

A criação do Instituto PENSI é consequência de um projeto anterior, o da criação de uma organização social familiar. Tudo isso se deu no início do século XXI, quando me aproximava dos 50 anos de idade e senti necessidade de procurar uma realização na esfera social para complementar minha vida, que considerava bem-sucedida tanto do ponto de vista profissional, como pediatra, quanto familiar, com três filhos já encaminhados, e também do ponto vista social, pois tinha bons e fiéis amigos. Na ocasião, surgiu uma oportunidade de fazer um trabalho voluntário como professor de alfabetização de jovens e adultos em um projeto embrionário na escola que meus filhos estudavam. Fiquei lá por cinco anos e foi muito gratificante.

Durante esses cinco anos, fui amadurecendo a ideia de criar uma organização social familiar, já que não encontrava nada que me encantasse. Em 2004, saí do hospital onde trabalhei por 25 anos, pois, há algum tempo, a instituição tinha iniciado um processo de decadência e já não respondia mais aos meus anseios de qualidade. Nessa época, fui chamado para colaborar em dois projetos, que acabaram mudando minha vida para sempre. Minha irmã, Neca Setúbal, me pediu para ajudá-la na Fundação Tide Setúbal, que ela estava instituindo na Zona Leste de São Paulo, e convidou-me para ser assessor na dimensão da Saúde. E o Dr. Luiz Arnaldo Szutan, então diretor da Faculdade de Ciências Médicas da Santa Casa de São Paulo, convidou-me para um projeto de ex-alunos da faculdade.

Esses dois convites foram muito úteis para que eu compreendesse o funcionamento das fundações e começasse a estudar Economia da Saúde com o professor Marcos Bosi, na Unifesp, onde fiz um MBA para entender melhor a dinâmica do SUS e da saúde pública. Também me reaproximei da Santa Casa de Misericórdia, onde viria a ser provedor, dez anos depois. Nesse mesmo ano de 2004, foi-me oferecido comprar 70% do negócio do Pronto-socorro Infantil Sabará.

Escrevi esta pequena introdução para dizer que, apesar de tentarmos nos programar e pensar no nosso futuro, muitas vezes as oportunidades vão aparecer imprevistamente, e cabe a nós sabermos aproveitá-las ou não. É nesse ponto que me remeto à frase de Gabriel García Márquez, do início do texto. Aos 50 anos de idade, reiniciei uma nova vida e passei a me dedicar à filantropia. Desde então, iniciei alguns outros novos projetos e confesso que, cada vez que isso acontece, mesmo após quinze anos do início da nova jornada, parece que me sinto renovado e rejuvenescido, pelo menos no espírito.

Venho de uma família com uma longa tradição de filantropia na cidade de São Paulo e diria que os valores dessa perspectiva que foram transmitidos a mim pelos meus pais. Ao conversar com meus filhos – afinal, estava usando um dinheiro que seria deles um dia, para realizar um sonho que era meu –, apesar da juventude, o apoio deles foi integral, e foi decidido criar uma fundação familiar, cuja causa seria a saúde infantil. Assim, a Fundação Sabará Hospital Infantil foi instituída em setembro de 2010, com o propósito de "**cuidar da saúde infantil**", entendendo que saúde não é a oposição da doença, mas, sim, o bem-estar do indivíduo nas dimensões biopsicossocial, como define a Organização Mundial da Saúde (OMS).

Também em setembro de 2010, o Sabará Hospital Infantil mudou de endereço, saindo de seu tradicional prédio da rua Antônia de Queiróz para um novo edifício de 17 andares na avenida Angélica, a poucos metros de distância da antiga localização, mas com uma área muito mais ampla e uma capacidade de atendimento três vezes maior. Montamos o maior hospital pediátrico de São Paulo, com equipamentos da mais alta qualidade e com médicos das melhores escolas de medicina da cidade. Em pouco tempo, o hospital já era um sucesso, pois trazia um conceito dos hospitais pediátricos da América do Norte, o do *children's hospital*, inédito no Brasil. Por esse conceito, atendem-se, em um mesmo local, todas as especialidades pediátricas, desde a mais simples até a mais complexa, por profissionais dedicados a cuidar de crianças e adolescentes como especialistas. Além disso, todos os profissionais de saúde do hospital são treinados para atender as diversas fases do desenvolvimento infantojuvenil e suas famílias. Esse pioneiro centro médico também está dedicado à pesquisa e ao ensino, bem como incluído em sua sociedade por meio de projetos sociais.

Com o hospital inaugurado, o passo seguinte envolvia montar o centro de ensino e pesquisa. A minha vida profissional havia sido, até então, dedicada à medicina assistencial em pediatria geral, seja nas enfermarias ou no consultório e, em grande parte, na medicina suplementar; não tinha vocação acadêmica, nem para ensino nem para pesquisa. Chamei para me ajudar a Dra. Fátima Rodrigues Fernandes, que me acompanhava há muito e tinha essa experiência no Hospital do Servidor Público Estadual. O Sabará, apesar de fundado por professores de pediatria renomados, nunca tinha feito nada nesse sentido; começávamos do zero. Tínhamos a nosso favor alguns aspectos que fizeram a diferença:

- Movimento muito grande de pediatria.
- Corpo clínico com médicos renomados e professores das diversas faculdades.
- Equipamentos e laboratórios confiáveis para subsidiar nossos resultados.
- Vontade de fazer algo de excelência.

Nas primeiras reuniões, eu e a Dra. Fátima decidimos iniciar com as ações educacionais, como cursos e simpósios, pois poderíamos convidar os professores do nosso corpo clínico e contar com o apoio de laboratórios farmacêuticos. Assim, desde 2010, realizamos vários eventos com a participação de palestrantes renomados da pediatria e de outras áreas da saúde infantil. Em 2012, o Sabará completou 50 anos e decidimos comemorar com um grande evento, o 1º Congresso Internacional de Especialidades Pediátricas, que foi um sucesso e contou com mais de oitocentos participantes. Em função desse êxito, o congresso passou a ser bienal e mais abrangente, englobando temas multidisciplinares e multiprofissionais, e a sua última edição atingiu cerca de dois mil participantes.

Nessa mesma época, nossa Fundação precisava ter uma qualificação de OSCIP (Organização da Sociedade Civil de Interesse Público) e veio, então, a ideia de criar o Instituto PENSI – cujo acrônimo junta a letra **P** de pesquisa, o **EN** de ensino e o **SI** de saúde infantil.

O desenvolvimento do projeto de pesquisa era um pouco mais auspicioso e complexo; portanto, para alcançar nosso propósito, organizamos a infraestrutura e padronizamos os fluxos e os procedimentos necessários, considerando as boas práticas em pesquisa clínica. Também constituímos o Comitê de Ética em Pesquisas em seres humanos, abarcando membros de diversas áreas do conhecimento e atuantes na faixa etária pediátrica, auditado e reconhecido pela Comissão Nacional de Ética em Pesquisa (CONEP). A partir de então, iniciamos vários projetos em parceria com a indústria farmacêutica, que passou a se interessar pelo nosso Centro de Pesquisa bem estruturado, além do potencial de recrutamento no hospital e a excelência do corpo clínico. Em paralelo, desenvolvemos vários cursos de capacitação em pesquisa científica e normativas éticas para nosso corpo clínico.

Nesse panorama, desejávamos desenvolver nossas próprias pesquisas, o que suscitou a primeira questão: qual seria o foco de nossas linhas de pesquisa. Decidimos seguir com áreas que abordassem questões centrais da saúde infantil no século XXI, como doenças respiratórias e imunológicas, obesidade, saúde mental, autismo e doenças complexas.

Progressivamente, implantamos diferentes núcleos de pesquisa e, hoje, temos as seguintes áreas temáticas prioritárias:

- Nutrição e metabolismo.
- Doenças respiratórias e imunológicas.
- Neurodesenvolvimento (primeira infância).
- Doenças psicoemocionais (transtorno do espectro autista).
- Doenças infecciosas.
- Medicina intensiva pediátrica.

O CENDA: CENTRO DE EXCELÊNCIA EM NUTRIÇÃO E DIFICULDADES ALIMENTARES

Em 2013, a primeira grande área estratégica definida no PENSI para desenvolvimento de pesquisas foi a Nutrologia. Para sedimentar tal iniciativa, estabelecemos uma parceria com o Prof. Dr. Mauro Fisberg, que nos trouxe a ideia da formação de um centro multiprofissional de assistência, ensino e pesquisa em dificuldades alimentares. Convencidos que as dificuldades alimentares constituem importante agravo à saúde de crianças e adolescentes, surgiu o CENDA que, a exemplo de outros centros internacionais, alinhou profissionais de diferentes áreas para atuarem em conjunto no Instituto PENSI, que proporciona incentivos financeiros à equipe, além de recursos humanos e de infraestrutura para a realização de atendimentos, pesquisas e ensino.

Assim, constituiu-se uma equipe formada por pediatras, nutrólogos, nutricionistas, fonoaudiólogos e psicólogos, que atendem os pacientes no nosso ambulatório, de forma estruturada e seguindo protocolos estabelecidos. Além das informações clínicas por escrito, os profissionais também documentam a interação do paciente com a família durante as refeições. Dessa forma, os casos são analisados sob os diferentes focos dos especialistas que, posteriormente, se reúnem para discutir sobre o diagnóstico e para definir estratégias de tratamento. A partir daí, os pacientes são acompanhados pelos especialistas, com maior ênfase no diagnóstico etiológico do distúrbio.

Os registros dos pacientes atendidos nesse ambulatório são armazenados em um banco de dados, que é utilizado para desenvolver estudos sobre os vários aspectos que permeiam os problemas alimentares na faixa etária pediátrica. Para organização das pesquisas, o PENSI disponibiliza equipe técnica composta por metodologista, bibliotecária, estatístico, tradutor, além de coordenadores de pesquisa que cuidam da parte regulatória e ética dos projetos. Desde o início desse ambulatório, somamos 1.064 pacientes atendidos e, por meio desse banco de dados, tivemos a elaboração de 137 artigos científicos sobre o tema.

Além da assistência e das pesquisas, o grupo também participou da formação de especialistas nas diferentes áreas envolvidas; até agora, foram 41 profissionais capacitados, incluindo os residentes de pediatria de nossa instituição. E também promove simpósios de atualização e cursos à distância, que impactam milhares de profissionais.

Pensamos que uma forma de disseminar e perenizar essa experiência é a elaboração deste livro, que pretende contribuir com o conhecimento na área de nutrição e dificuldades alimentares na infância e adolescência e inspirar outros profissionais a enfrentarem de forma assertiva esses problemas, contando com apoio multiprofissional.

Como dizia John Lennon: "Um sonho que sonhas sozinho é apenas um sonho. Um sonho que sonhas em conjunto com outros é realidade". E é com essa convicção e por meio de muitas parcerias que vamos transformando em realidade o sonho de construir um instituto de pesquisa e ensino de excelência em saúde infantil – o PENSI.

José Luiz Egydio Setúbal
Fátima Rodrigues Fernandes

Sumário

Seção 1. Avaliação da criança com dificuldades alimentares

Seção 4. Pesquisa em saúde no Brasil

Apresentação

Como profissional de saúde, pediatra e nutrólogo, tenho visto, nos últimos quarenta anos, inúmeros livros sobre a criança que não come. Alguns me inspiraram, poucos me deixaram curioso, outros foram desanimadores e muitos me deixaram com uma grande interrogação. Qual a experiência prática dos diferentes autores? A que chamamos de anedótica (fruto da vivência pessoal) ou a baseada em conhecimentos científicos?

Quase todos se embasavam em compilações de literatura com uma pequena adaptação para a realidade nacional. Quase todos eram extremamente parecidos e muitos dos livros nacionais pareciam interpretações diferentes de uma mesma verdade.

Quando Priscila e eu escrevemos o livro Guia descomplicado da alimentação infantil, no ano de 2012, retratamos em palavras o nosso trabalho e a nossa experiência conjunta como pediatra e nutricionista, com o sublime objetivo de auxiliar os pais de crianças com dificuldades na alimentação.

Desde então, notamos o conteúdo ser espalhado, copiado, plagiado e modificado. Para os autores, esses efeitos representam o sucesso de suas ideias.

No entanto, sentíamos que faltava algo mais profundo destinado para os profissionais de saúde; um relato que mostrasse a expertise renomada de um centro integrado e multidisciplinar, não apenas com base em fatos observados individualmente, mas fruto de análise científica, de publicações e de indagações comprovadas.

O Centro de Excelência em Nutrição e Dificuldades Alimentares (CENDA) do Instituto PENSI, braço da Fundação José Luiz Egydio Setúbal e do Sabará Hospital Infantil, coordenado por nós, viabilizou isso. Graças à convicção pioneira do Dr. José Luiz Setúbal e da Dra. Fatima Rodrigues Fernandes, o CENDA foi idealizado para agregar conhecimentos na área da nutrição clínica especializada, especialmente em dificuldades alimentares.

Desde a sua fundação em 2013, conseguimos unir ensino, pesquisa e assistência, para compilar e debater saberes sobre o tema da criança que come mal, come pouco, come errado ou pouco, enfim, sobre essa enorme preocupação dos pais e profissionais de saúde relacionados à pediatria. Por meio de trabalhos publicados, apresentações em congressos científicos, centenas de pacientes e familiares atendidos, a nossa experiência e de nosso time replicou competência e sapiência ancoradas na ciência, e não no "achismo" ou na cópia de padrões.

O que significa não comer? O que significa "nada"? Como enfrentar uma dificuldade que não é ensinada nos bancos acadêmicos?

O não comer é algo que, intrinsicamente, ameaça a sobrevivência. Gera pânico, angústia e determina riscos à estabilidade familiar. Se, por um lado, os pais se preocupam se a criança terá problemas de peso, doenças e carências nutricionais, se terá participação adequada na vida fora de casa; por outro, o profissional de saúde se preocupa com a quadra denominada crescimento, desenvolvimento, imunidade e sociabilização.

No atendimento, é essencial que o profissional de saúde entenda, dentre as diversas dimensões, que nem sempre o fato de uma criança estar aparentemente bem, com exames clínicos e dados de peso e estatura normais, reflete o bem-estar da família. Além disso, ressaltamos, a todo momento, que a simples preocupação da mãe sobre a capacidade de lactar e de alimentar, e sobre volumes, quantidades e qualidade da alimentação já é suficiente para que o profissional dedique sua atenção total à queixa.

Nos estudos internacionais que participamos, não importando a região do mundo, mais de 50% das mães dizem que seus filhos têm algum problema de alimentação. Nem todos chegam aos consultórios, mas suscitam dúvidas, angústias e preocupações. Se os profissionais simplesmente ignoram as queixas, os pais, com certeza, trocarão de profissional, pois essa é a primeira constante de uma família que quer ser ouvida e entendida, que quer um diagnóstico ou que alguém diga se o processo é normal ou esperado. A família – e, aqui, isso significa toda a constelação familiar e do entorno da criança – quer respostas e aceitação, quer uma ação alicerçada em sua própria percepção.

Este livro mostra uma história, uma perspectiva integrada de diferentes profissionais que trabalham em equipe para tentar entender o processo da criança que tem problemas em sua alimentação. A visão somada de pediatras, nutrólogos, gastrenterologistas, nutricionistas clínicos e de pesquisa, fonoaudiólogos e psicólogos é mostrada por meio de protocolos clínicos, ferramentas de apoio, técnicas para o diagnóstico e, principalmente, para o manejo dessas situações clínicas. Em cada capítulo, avaliamos a consulta de cada profissional, as estratégias de anamnese e de triagem, a avaliação da gravidade de cada caso e a conduta no acompanhamento de famílias que estão desesperadas.

Com esta obra, o profissional de saúde, seja em seu consultório, seja na clínica pública ou ambulatorial, independentemente de sua formação e habilidade, poderá se prover de excelente conteúdo para a sua prática pediátrica.

Conteúdo este que engloba o atendimento inicial até a necessidade de encaminhamento para centros específicos; a antropometria até a indispensabilidade de uma minuciosa história clínica e nutricional, e, em especial, a escuta do paciente e de sua família. Nesse panorama, é imprescindível conhecer o ambiente, o entorno e a tangibilidade da comunidade que apresenta a queixa clássica "meu filho não come nada".

Esperamos que este livro seja um pequeno manual do que fazer e, sobretudo, do que não fazer. Desejamos que, com a leitura do presente volume, o profissional de saúde possa adquirir uma bagagem confiável e recursos notáveis que ajudem a responder essas questões, a entender a realidade da alimentação infantil, do fisiológico aos casos mais complexos.

Com condutas e respostas baseadas em ciência, observação qualitativa e quantitativa, experiência e vivência de um centro pioneiro, liderado por profissionais que trabalham e pesquisam o tema há mais de 40 anos, esperamos que esta obra permita que outros profissionais consigam tranquilizar, apoiar e acompanhar, de maneira completa, as famílias de crianças com dificuldades alimentares.

Mauro Fisberg
(em nome dos autores)

1

A experiência de atendimento e a formação de recursos humanos em Nutrição e Dificuldades Alimentares – o grupo CENDA (Centro de Excelência em Nutrição e Dificuldades Alimentares) do Instituto Pensi

Mauro Fisberg
(com a colaboração das nutricionistas
Abykeyla Melisse Tosatti,
Adriana Trejger Kachani,
Camila Leonel Mendes de Abreu
e Priscila Maximino)

INTRODUÇÃO

Uma das grandes preocupações das famílias em todo o mundo, em todos os tempos, tem sido garantir a continuidade da espécie com a manutenção da alimentação adequada da prole. No entanto, nem sempre a prioridade foi a criança, provavelmente uma das últimas na escala hierárquica da cadeia alimentar, que visava a preservar, primeiro, o provedor; posteriormente, os filhos homens e, em alguns casos, as gestantes; e somente então entravam os menores. Exatamente por esse motivo, a alimentação ao peito por períodos prolongados servia como alimento primordial, seguro e anti-infeccioso, representando a possibilidade de melhores resultados no crescimento e desenvolvimento das crianças.

A transição do aleitamento para a comida do adulto dependia frequentemente do acesso ao alimento, da possibilidade de existência de cuidadores ou do trabalho materno profissional. A monotonia das papas infantis, muitas vezes modificadas apenas pelo acréscimo ocasional de algum alimento escasso, determinava uma transição relativamente bruta, semiautônoma, em que a comida do restante da família era apenas abrandada para se adequar à condição de vida da criança. O mito de que a alimentação era farta, variada, com todos os elementos presentes e disponíveis, determinou uma certa inveja do antigo nos dias de hoje, em que um grande número de formadores de opinião advoga o padrão alimentar passado como modelo para os dias atuais.

Entretanto, a verdade é que nunca tivemos tantos alimentos disponíveis simultaneamente, independentemente da estação climática, do local em que se vive e, muitas vezes, até do nível socioeconômico.

Essa pseudoabundância determinou condições para o aumento do excesso de peso praticamente no mundo todo. Os casos de sobrepeso e obesidade crescem em todos os grupos etários, surgindo cada vez mais precocemente e com maior intensidade. O aumento da densidade energética das refeições, o volume de alimentos ricos em gorduras e açúcares, o estilo de vida pouco adequado de grandes grupos populacionais e o excesso do sedentarismo contribuem para uma situação quase epidêmica.

Os dias atuais mostram uma realidade complexa no cenário infantil. Baixo peso ao nascimento, alimentação ao peito inadequada, introdução incorreta da alimentação complementar e oferta desmedida de alimentos não necessariamente adequados para a idade conduzem ao paradoxo de termos crianças obesas com inadequação alimentar, magros que são considerados não saudáveis e fome oculta (carências inespecíficas ou específicas de micronutrientes, vitaminas e sais minerais) convivendo com desnutridos em bolsões de pobreza em países e regiões desenvolvidas.

Uma criança não comer bem ou não comer o esperado é um problema complexo para os familiares e que contamina o ambiente fora de casa, escolas e, até mesmo, o convívio social. As dificuldades alimentares, que vão desde um erro de interpretação dos pais ou profissionais de saúde sobre o quanto e como a criança deve comer até a ocorrência de uma doença física ou comportamental grave, que modifica totalmente a ingestão de nutrientes, são um novo capítulo da ciência multiprofissional e multidisciplinar da área de saúde.

Estudos realizados em diferentes sociedades mostram que aproximadamente metade das mães afirma que seu filho não come ou não comeu bem em alguma fase da vida. Realidades tão diferentes, como populações asiáticas, árabes, de países do norte europeu ou da América Latina, mostram que o problema é democrático e não está necessariamente ligado a questões culturais ou de herança.

Os primeiros trabalhos sobre crianças que não se alimentam bem foram escritos por gastroenterologistas em consultórios ou ambulatórios de saúde. Queixas como náuseas, vômitos, regurgitação, refluxo e mal-estar intestinal, dentre outras, eram comumente associadas ao não comer. Nos anos de 1960, pediatras começaram a tentar reavaliar problemas alimentares associando-os a aspectos orgânicos e comportamentais, em busca de uma classificação de processos. Com o apoio de psiquiatras, psicólogos e outros profissionais, a divisão entre aspectos clínicos e agudos, de curto, médio e longo prazo, e aspectos do comportamento determinava uma nova fronteira de causa-efeito e associação de riscos.

Esse enfoque compartimentalizado separa crianças com problemas prosaicos, como uma simples afta ou cárie dental, de casos mais complexos, como a alimentação de um autista. A possibilidade da concomitância de processos só passou a ser entendida mais recentemente ao se avaliar que uma criança cardiopata ou com dificuldade respiratória crônica, por exemplo, pode ter também preferências, aversões, fobia a alimentos ou a formas de se alimentar, pais extremamente preocupados, avós sabotadores, alterações do paladar, carência de micronutrientes e muitos outros fatores que **não** permitem um diagnóstico único para o fato de não se alimentarem.

Casos cada vez mais complexos determinam que um novo enfoque deve ser estabelecido com a participação de profissionais que trabalham de forma multidisciplinar, capazes, portanto, de indicar um tratamento integralizado, a fim de ajudar crianças extremamente manipuladas e pais desesperados com a falta de sucesso.

Quando a criança não come, não basta oferecer um estimulante de apetite, uma vitamina ou um conselho básico. É necessário promover um enfoque holístico que permita, inicialmente, um excelente diagnóstico clínico, bem como do desenvolvimento, do ambiente familiar e escolar, e do entorno social. O diagnóstico depende de história excepcionalmente tomada (o que demanda tempo e experiência), de um exame clínico e antropométrico com interpretações corretas, da possibilidade de se descartar doenças com tratamento existente e, por fim, de um planejamento de intervenções contínuas.

Muitos profissionais são essenciais na busca por uma solução a longo prazo. O pediatra usualmente é o primeiro a ser consultado, por conhecer a rotina da família e participar da orientação alimentar, desde o aleitamento materno até o período de transição para a alimentação adulta. Em inúmeros casos, outros cuidadores avaliam e verificam que algo não está indo bem. O professor, por observar a criança em um ambiente em que as refeições são realizadas junto com outros colegas, muitas vezes percebe que algo não está correto. Em relação aos profissionais necessários para colaborar com o caso, geralmente são consultados gastroenterologistas, neurologistas, nutricionistas, fonoaudiólogos, terapeutas ocupacionais, pedagogos, psicólogos e psiquiatras, dentre outros. O importante é que o profissional tenha experiência e saiba trabalhar em conjunto.

Da orientação segura em relação ao aleitamento materno até o apoio específico com alimentação enteral e parenteral, em casos mais complexos, o profissional de saúde pode tanto atuar sozinho como demandar uma equipe altamente experiente.

A criança que não come é provavelmente a principal queixa direta ou indireta de consultórios pediátricos do mundo inteiro. E, usualmente, é também uma queixa subestimada pelo pediatra, seja por falta de tempo, por descaracterizar importância ou porque a antropometria não foi alterada. Prescrever apenas um medicamento que frequentemente não resolve a causa do problema, além de não ajudar, só facilita a busca dos pais por um novo profissional, um que, pelo menos, escute a queixa materna.

O profissional de saúde deve ter conhecimentos básicos sobre os principais problemas clínicos e as condições comportamentais da criança e da família que resultam em uma alimentação inadequada do paciente pediátrico, além de, principalmente, saber referir.

Uma alimentação adequada é de fundamental importância durante toda a vida, pois contribui decisivamente para o crescimento, o desenvolvimento fisiológico, o desempenho e a produtividade, assim como para a manutenção da saúde e do bem-estar. As crianças precisam de um suporte equilibrado de nutrientes para possibilitar seu apropriado desenvolvimento cognitivo e psicomotor.

Cada vez mais, os países de todo o planeta estão testemunhando crescentes problemas de saúde pública que representam a dupla carga da má nutrição, ou seja, a desnutrição e o sobrepeso.

No mundo, aproximadamente 30% (cerca de 186 milhões) das crianças menores de cinco anos apresentam desnutrição e 18% delas (cerca de 115 milhões) têm baixo peso para estatura, principalmente como consequência da má alimentação e de infecções repetidas, enquanto cerca de 43 milhões de crianças nessa mesma faixa etária estão acima do peso.

Há crescentes evidências de que os danos nutricionais sofridos durante a fase fetal, manifestados como desnutrição, terão fortes consequências na vida adulta, como obesidade e doenças crônicas não transmissíveis.

As rápidas mudanças na alimentação e no estilo de vida das pessoas, resultantes de industrialização, urbanização, desenvolvimento econômico e globalização do mercado, estão impactando significativamente o estado nutricional infantil. Em razão das mudanças dos padrões alimentares e de vida, as doenças relacionadas à alimentação, incluindo obesidade, diabetes *mellitus*, doenças cardiovasculares, hipertensão, derrame cerebral e câncer, são causas cada vez mais expressivas de incapacidade e morte prematura no mundo todo. O excesso de peso leva a doenças antes não imaginadas na infância e aumenta o risco de problemas precoces, cardiovasculares e metabólicos em adolescentes e adultos jovens.

AMAMENTAÇÃO E ALIMENTAÇÃO COMPLEMENTAR

A Organização Mundial da Saúde (OMS) recomenda que as mães do mundo inteiro amamentem seus bebês ao peito, de forma exclusiva, durante os primeiros seis meses de vida da criança. Posteriormente, devem oferecer uma alimentação complementar adequada e continuar a amamentação até os dois anos de idade.

O aleitamento materno exclusivo por seis meses tem inúmeros benefícios, tanto para o bebê como para a mãe. Os bebês que são amamentados terão um ótimo crescimento, desenvolvimento, saúde e apresentarão menores riscos de doenças respiratórias, infecções urinárias ou diarreias, problemas que podem levar a internações e, até mesmo, à morte. Apesar dos inúmeros benefícios do aleitamento materno, muitos bebês não recebem a alimentação ideal, sendo que, em média, apenas cerca de 35% dos lactentes entre 0 e 6 meses de vida são amamentados de forma exclusiva.

Adultos que foram amamentados quando bebês geralmente têm menores chances de desenvolverem diabetes, hipertensão e doenças cardiovasculares, bem como menores taxas de sobrepeso, obesidade e diabetes tipo 2.

A partir dos seis meses de idade, a quantidade de energia e de nutrientes que a criança necessita começa a ultrapassar o que é fornecido pelo leite materno. Como o bebê, nessa faixa etária, já está pronto para receber outros alimentos, entra em cena a alimentação complementar, a fim de suprir essas necessidades nutricionais.

As situações mais comuns relacionadas à alimentação complementar oferecida de forma inadequada são a anemia e o excesso de peso, que contribuem substancialmente para a alta prevalência de desnutrição em crianças menores de cinco anos de idade do mundo todo. É essencial, portanto, que os bebês recebam alimentos adequados para assegurar o aporte nutricional durante a transição da amamentação para a utilização dos alimentos da família. Geralmente, é nesse período que aparecem as dificuldades alimentares.

A CRIANÇA QUE NÃO COME

Um número muito grande de crianças na idade pré-escolar (10 a 25%, de acordo com dados internacionais, mas podendo chegar até a 80% se houver problemas alimentares na família) desenvolve dificuldades alimentares, como rejeitar variedade, preferir alimentos líquidos, comer muito devagar, demonstrar pouco interesse pelas refeições e evitar comida sólida, dentre outros. Para os pais, a alimentação dos filhos nos dias atuais tem sido realmente um grande desafio. Isso se deve a uma série de motivos, dentre eles a falta de conhecimento sobre o que é uma alimentação adequada nessa idade ou a falta de tempo e paciência para se dedicar a ela.

Quase sempre, por trás de uma queixa de que a criança não come, há um grito de angústia dos pais por se sentirem incapazes de alimentar seus filhos, em um inconsciente coletivo silencioso de não atender à necessidade de sobrevivência da espécie. Na maioria das vezes, essas situações são causadas por quadros de pouco apetite e/ou de apetite muito seletivo ou por uma enorme incapacidade de entender as necessidades nutricionais das crianças pequenas. O próprio profissional de saúde pode ser pressionado pela família para interceder de alguma forma, caindo no círculo vicioso da pressão para que a criança coma mais, sem haver um verdadeiro entendimento dos motivos pelos quais a criança apresenta alguma dificuldade.

O processo pode se iniciar no aleitamento materno, com dificuldades na pega do mamilo e técnicas inadequadas de amamentação ou de posicionamento do bebê. Muitas vezes, o choro excessivo da criança determina o diagnóstico apressado de que ela está com fome e que não há outra alternativa a não ser a complementação ou, até mesmo, a total substituição do leite materno por outro tipo de produto, de fórmulas a hidrolisados proteicos, em uma evidente inadequação do entendimento de causa/efeito e fisiologia do apetite e da fome.

O pouco conhecimento a respeito da neofobia alimentar, situação fisiológica comum a todas as espécies animais, especialmente ao ser humano no início da vida, pode determinar a não repetição da oferta de alimentos complementares e o estabelecimento do rótulo de que a criança não gosta de um novo alimento, por tê-lo rejeitado ou por ter apresentado reflexos normais, como a protrusão da língua ou virar o rosto. Sabe-se que somente a oferta repetitiva de alimentos novos pode garantir que a criança se sinta segura e coma tranquilamente, devendo as doses serem aumentadas gradativamente.

Também é comum a não compreensão do choro, da cólica fisiológica e da irritabilidade sem motivo, situações frequentemente diagnosticadas como causas de uma possível intolerância alimentar ou alergia à proteína. Sem diagnóstico apropriado, muitas vezes ocorre a introdução de produtos totalmente inadequados para o momento e para a condição clínica do bebê.

A partir da introdução da alimentação complementar, por volta dos seis meses de vida – ou antes, em muitos casos –, a oferta de alimentos totalmente liquefeitos e homogeneizados pode resultar em difícil aceitação posterior de alimentos pastosos, parcialmente sólidos e da alimentação adulta. Técnicas inadequadas de alimentação, como uso de utensílios incorretos ou grandes para a criança, forçar o alimento ou oferecê-lo em condições não fisiológicas para a postura e para a mastigação, podem criar ojeriza, pânico ou fobia ao alimento, ao instrumento ou ao modo de se alimentar.

As dificuldades alimentares são aquelas situações em que a criança apresenta uma menor aceitação alimentar, com possíveis consequências físicas, emocionais e familiares, podendo influenciar, inclusive, em seu crescimento e desenvolvimento, dependendo da duração, da intensidade e do diagnóstico do problema, assim como da atuação da família e dos profissionais de saúde. Pode se tratar de uma situação passageira ou pode ser persistente. As dificuldades devem ser identificadas logo que ocorrem os primeiros problemas, que costumam se manifestar em diferentes situações, como na introdução do alimento complementar, no período de transição da alimentação infantil para uma mais sólida e na idade pré-escolar. As dificuldades alimentares podem levar a preferências e aversões, pânicos e fobias em relação a alimentos ou a formas de preparação, o que pode se estender até a idade adulta. Muito dos problemas têm origem familiar, ou seja, ocorrem em famílias com comportamentos inadequados, como excesso de controle, dificuldades de estabelecer limites ou muita permissividade ou negligência. A falta de modelos adequados leva a hábitos inadequados na infância. Culpa, falta de preparo, educação, medo e famílias nucleares sem experiência ou com padrões corporais de risco podem ser elementos alarmantes. Não apenas as crianças devem ser diagnosticadas, mas também o comportamento da família, o ambiente em que vivem, o modelo familiar, dentre outros aspectos. Da mesma forma, é preciso avaliar se existem problemas orgânicos ou emocionais, do ambiente ou de diferentes combinações dos problemas. O tratamento pode ser comportamental e multiprofissional, envolvendo medicamentos, suplementos e terapias específicas.

Inúmeras causas podem originar a recusa alimentar como única manifestação clínica. Nos serviços de pediatria, os motivos mais comuns para a criança "não comer" são desmembrados em causa orgânicas e comportamentais, conforme descritos na Tabela 1.

Estima-se que menos de 10% dos casos de recusa alimentar se devem a causas orgânicas, uma vez que a diversidade da alimentação dos seres humanos é surpreendente. Essa variedade, ao mesmo tempo que confere vantagens adaptativas, proporciona a complexa tarefa de decidirmos o que devemos comer.

TABELA 1. **Possíveis causas dos problemas alimentares na infância.**

Causas orgânicas	Infecções (especialmente problemas respiratórios) Desordens na motilidade intestinal (vômitos, diarreia, refluxo, intolerância e alergias) Parasitoses intestinais Transtornos do sistema nervoso central Transtornos metabólicos congênitos Carências vitamínicas e/ou deficiências minerais Desnutrição
Causas comportamentais psíquicas	Distúrbios da dinâmica familiar (alteração no vínculo mãe-filho, tensão familiar, dificuldade dos pais em estabelecer limites, mudanças na rotina, separação dos pais, falecimento na família, nascimento de um irmão) Distúrbios emocionais da criança (problemas de ajustamento, negativismo, busca de atenção, satisfação de desejos) Desmame e/ou introdução alimentar inadequados Falta de conhecimento dos pais a respeito do desenvolvimento do comportamento alimentar da criança
Causas comportamentais dietéticas	Monotonia alimentar Papas liquidificadas Peculiaridades desagradáveis quanto ao sabor, à aparência, ao odor e à temperatura da comida
Outras causas	Condições ambientais físicas desagradáveis Desacerto entre horários de sono e/ou escolares e horário da alimentação Ausência de maturação dos movimentos da língua Medo de se engasgar Excessiva dependência dos pais

Fonte: adaptada de Kachani et al., 2005.

A título de exemplo, grande parte das crianças entre 1 e 3 anos de idade come somente uma variedade muito limitada de alimentos. Na idade pré-escolar, também é comum as crianças atravessarem uma fase de alimentação bastante restritiva.

Esse comportamento, caracterizado pela rejeição e/ou relutância em experimentar alimentos novos, é denominado neofobia alimentar e proporciona uma função protetora em um ambiente com possíveis itens danosos ao organismo humano. Estudos que investigaram o impacto da exposição repetida nas preferências alimentares das crianças em idade pré-escolar apontam que as crianças eram significativamente mais receptivas a novos alimentos depois de dez ou mais exposições a eles. Além disso, evidenciaram que, se o intuito é alterar as preferências das crianças, é preciso que elas provem os novos alimentos, em vez de simplesmente cheirá-los ou observá-los.

No entanto, a resposta neofóbica não é estática. Com base na observação e na experiência clínica, constata-se que as dificuldades alimentares encontram-se presentes em uma parcela significativa das crianças, com prognóstico variável: esses problemas podem melhorar e desaparecer, reaparecer mais tarde sob outras formas ou, então, se agravar e se tornar crônicos.

A partir da queixa que a criança não come ou não mastiga, as mães ou forçam a criança a comer de qualquer maneira, ou substituem a comida por mamadeira ou leite. Além de cuidar e nutrir, a relação entre mãe-criança e alimento está inserida em uma dimensão afetiva, de estímulo, de busca ou desvio de autonomia e socialização. Na ânsia de que a criança fique alimentada, é comum o emprego de práticas alimentares inadequadas.

A compreensão das dificuldades da alimentação envolve uma investigação detalhada da dinâmica familiar, visto que o elemento cuidador encontra-se integrado à etiologia dos transtornos da alimentação, que é um dos cuidados maternos primordiais.

IDENTIFICANDO A CRIANÇA QUE NÃO COME

A alimentação ocupa um lugar central no desenvolvimento infantil, já que é em torno dela que se organizam, desde o nascimento, os primeiros contatos entre a mãe e o bebê, assim como também se delineiam e se expressam os conflitos da díade mãe-bebê.

Do mesmo modo que a criança progressivamente vai adquirindo uma relativa independência em relação à mãe, sendo desejável que ambos sejam capazes de suportar as ausências e o distanciamento um do outro, no que concerne à alimentação, espera-se uma independência gradual, que, embora seja de grande importância, ocorre de forma sutil e despercebida.

A alimentação do bebê sofre uma série de mudanças, desde o nascimento até a idade em que a criança já é capaz de se alimentar de modo autônomo. Essas mudanças nem sempre são bem aceitas – seja pelas crianças, seja pelas mães –, e é muito comum o aparecimento de dificuldades relativas à alimentação justamente nos períodos de transição (do seio – ou substitutos – ao desmame, à introdução da alimentação pastosa e à comida sólida).

Estima-se que entre 25 e 40% dos lactentes e crianças pequenas saudáveis apresentam algum sintoma de problema alimentar. Quando a análise envolve crianças com doenças gastrointestinais e problemas de desenvolvimento, como prematuridade e baixo peso ao nascer, o índice oscila entre 33 e 80%; vale ressaltar que esse grupo é propenso a dificuldades alimentares graves.

Entendida como um déficit de ingestão de nutrientes que pode resultar em crescimento insuficiente ou em refeições com conflitos e estresse para a criança e para a família, a dificuldade alimentar tem como principais características:

- baixa ingestão;
- recusa alimentar;
- pouco apetite;
- desinteresse pelo alimento;
- erro de consistência;
- indisciplina alimentar;
- inapetência exacerbada pelos aspectos ambientais;
- comportamento inadequado à idade;
- dificuldade de comer sozinho;
- refeições com duração excessiva;
- volumes/quantidades arbitrários ou incompatíveis com a capacidade gástrica.

A falta de apetite é um dos principais motivos de busca por auxílio médico, especialmente na faixa etária de 6 meses a 7 anos de idade. Afetando meninas e meninos de todos os níveis socioeconômicos e culturais, a dificuldade alimentar, em alguns casos, pode repercutir nos parâmetros de desenvolvimento da criança, enquanto, em outras situações, pode não ser impeditivo de um desenvolvimento harmonioso.

Como proposta para lidar com esse problema de difícil abordagem, Chatoor et al. (2002) propuseram uma classificação dos distúrbios da alimentação com o objetivo de estratificar o aparecimento dos sintomas na criança de acordo com a fase de desenvolvimento, para posterior conduta de prevenção e tratamento.

Por ser extremamente psiquiátrica, essa classificação não é fácil de ser entendida pelo pediatra.

Nos últimos anos, o CENDA tem trabalhado em um grupo internacional, chefiado pela equipe do professor Benny Kerzner (2019), que adota uma classificação, dirigida mais especificamente ao pediatra. Essa classificação leva em conta a ausência ou presença de apetite, a época do aparecimento do problema e o contexto geral da criança e da família. Algumas mães confundem a dificuldade de adaptação do recém-nascido com o seu próprio despreparo para lidar com o filho, isto é, situações típicas do comportamento da criança que poderiam ser conduzidas de maneira simples e casual acabam desencadeando uma série de conflitos e insatisfações, demonstradas em forma de inapetência ou choro excessivo.

Assim, as crianças que não comem são divididas em dois grandes grupos que se entranham de forma complexa: os casos orgânicos e os casos comportamentais. É extremamente complicado diferenciar exclusivamente por esses aspectos, já que crianças com problemas orgânicos de longa duração provavelmente irão desenvolver aspectos reativos comportamentais próprios ou do entorno (sua família e meio ambiente). Já as crianças com alterações comportamentais complexas irão seguramente apresentar deficiências nutricionais ou excesso de peso como consequência da restrição alimentar de grupos, pressão familiar ou intervenções clínicas.

Usualmente, o CENDA adota uma classificação em que as crianças são divididas em:

- crianças com baixo apetite;
- crianças seletivas;
- crianças com fobia alimentar.

As crianças podem apresentar baixo apetite de forma aguda ou crônica, e situações orgânicas agudas podem reduzir a ingestão alimentar por tempos variáveis. Assim, doenças respiratórias crônicas, cardíacas, gastrointestinais, metabólicas ou endócrinas podem reduzir, de forma importante, o paladar e a aceitação alimentar. No entanto, expectativas inadequadas sobre o volume a ser ingerido ou oferecido às crianças podem induzir pais e profissionais de saúde a determinarem que a criança tem pouco apetite quando, na realidade, apresentam ingestão de acordo com seu tamanho, peso e capacidade fisiológica.

As crianças seletivas são separadas por gravidade, considerando-se que, quanto maior o número de grupos alimentares que a criança restringe, maior a possibilidade de repercussões clínicas, já que a troca de alimentos que garantiriam o crescimento e o desenvolvimento normais é impedida. A retirada de alimentos de grupos inteiros (p.ex., lácteos, carnes, frutas, verduras e legumes) ou, então, o excesso de um dos grupos em detrimento de outros ocasionam deficiências nutricionais, sobrepeso e obesidade.

O principal grupo seletivo é o das crianças sensoriais, em que todos os órgãos dos sentidos podem estar intrinsicamente modificados em sua sensibilidade, determinando hipersensorialidade ou diminuição/alteração de algum dos sentidos. São crianças que escolhem alimentos pela cor, sabor, textura, marca, consistência, aspecto, odor ou, às vezes, aleatoriamente, sem qualquer coerência. Os casos extremos são relacionados a transtornos de ansiedade, crises de pânico ou condutas complexas. Um exemplo são os indivíduos do espectro autista ou pacientes com manias extremas e transtornos obsessivos compulsivos.

A fobia (ou pânico) alimentar está relacionada ao medo patológico de enfrentar um alimento ou um modo de alimentação, geralmente causado por problemas anteriores de manipulação das vias aéreas, intubação, sondas, ingestão forçada de alimentos, dentre outros. Crianças que foram forçadas a se alimentar e apresentaram alguma reação de desconforto podem manifestar comportamentos intensos de rejeição àquele mesmo alimento ou ao instrumento utilizado na ocasião, como taquicardia, sudorese, arqueamento da coluna e choro intenso e desesperado. No entanto, quando alimentadas de outras formas ou com alimentos diferentes daqueles que causaram o problema, costumam comer bem.

Nos períodos perinatal, do aleitamento ou da introdução de alimentação complementar, podem ocorrer problemas no relacionamento entre a mãe e o bebê. Quando a mãe tem dificuldade em ajustar seu comportamento ao da criança, ela tende a romper o contato visual com o bebê e torna-se menos responsiva. Mães deprimidas podem desenvolver dois estilos diferentes de interação com a criança: intrusivo, ou seja, estimulando excessivamente seus bebês; ou apático, com pouca estimulação. De qualquer forma, os dois estilos fornecem estimulações inadequadas para a criança.

Considerações a respeito desse vínculo são necessárias, uma vez que a participação da mãe no processo da alimentação de seu filho é de fundamental importância, e as repercussões de suas atitudes podem acarretar sérias consequências para a criança.

O início da dificuldade alimentar e os componentes relacionados à manifestação da seletividade e à recusa do alimento têm sido associados ao comportamento típico da criança que começa a andar.

A expectativa dos pais em relação à necessidade de formar bons hábitos alimentares em seus filhos pode trazer consequências desastrosas, transformando a alimentação – um ato que deveria ser espontâneo e natural – em um verdadeiro confronto. O problema da seletividade costuma coincidir com o período de introdução dos alimentos complementares.

As interpretações feitas pelos responsáveis sobre as respostas faciais e gestuais da criança quando em contato com um alimento servem de base para a decisão de continuar ou não a oferecê-lo. Erroneamente, os pais interpretam a rejeição precoce como uma recusa fixa e persistente, excluindo totalmente o que foi rejeitado. A criança não tem a oportunidade de provar o alimento repetidamente, o que certamente ajudaria na aceitação.

Em conjunto, as queixas mostram sentimentos maternos de perda de controle, estresse, incompetência, culpa e frustração, pois a criança é quem acaba decidindo o que ela come, e não os responsáveis. As estratégias dos pais para incentivar o aumento da ingestão alimentar dos filhos geralmente incluem chantagem emocional, oferecimento de recompensas oferta de alimentos substitutos de baixo valor nutritivo. A violência contra o menor, com surras e outros agravos, pode ser o passo seguinte após diferentes tentativas de persuasão.

A dificuldade alimentar somente é preocupante para o clínico quando envolve falta de nutrientes suficiente para determinar possíveis patologias. Já para a mãe, toda e qualquer seletividade ou recusa de alimentos considerados essenciais por ela é extremamente preocupante, sobretudo quando os mais rejeitados são verduras, legumes e frutas.

Conduta investigativa

Atendendo a criança que não come

Durante toda a consulta, além dos procedimentos de rotina, que incluem anamneses clínica e nutricional (quantitativa e qualitativa), exame físico detalhado (em busca de sinais clínicos relacionados a distúrbios nutricionais), aferição dos parâmetros antropométricos, avaliação do consumo alimentar habitual e exames bioquímicos, é essencial prestar atenção no comportamento dos pais diante do problema, assim como observar o tipo de relação que eles mantêm com a criança.

Conduta terapêutica

Diante de uma criança com hiporexia e/ou consumo alimentar inapropriado, a principal dúvida é: na ausência de uma enfermidade evidente, como recuperar o apetite de uma criança que não quer comer?

Na prática clínica, Bleichfeld e Montgomery propõem um esquema terapêutico de apreciação da gravidade e de atuação do clínico pautado em três etapas:[8]

- observação;
- intervenção;
- orientação.

Observação: problemas de breve duração (< 30 dias)

Características

- Crescimento normal e adequado para a idade, podendo, inclusive, exceder as expectativas;
- exame físico sem alterações;
- pais não angustiados ou com discreta preocupação;
- ausência de fatores de risco adicionais (p.ex., depressão materna, perturbação da vinculação).

Estratégias diante de seletividade e recusa alimentar

Os problemas podem ser resolvidos por intermédio da explicação da variabilidade do apetite no primeiro ano de vida e das oscilações no apetite entre uma refeição e outra.

Conduta

Reavaliar peso, estatura e condições clínicas da criança e o funcionamento familiar após 4 a 8 semanas.

Intervenção: problemas de moderada duração (1 a 3 meses)

Características

- Crescimento normal ou em ligeira desaceleração;

- exame físico sem alterações;
- pais com grau moderado de frustração ou preocupação (filhos que não comem adequadamente, pelo menos do modo como os pais desejam, são uma fonte de inquietação);
- possibilidade de existirem fatores de risco adicionais (p.ex., estilo parental ou expectativas inapropriadas, desavenças conjugais, desacordo nos cuidados).

Estratégias diante de seletividade e recusa alimentar

- Estabelecer uma rotina alimentar (horários e fracionamento);
- acomodar a criança à mesa com os outros familiares;
- evitar distrações (p.ex., desligar a televisão);
- não utilizar subterfúgios, como os famosos "aviãozinho" ou "trenzinho";
- não forçar, ameaçar, punir ou obrigar a criança a comer;
- não oferecer recompensas e agrados.

Conduta

Reavaliar a criança e, se possível, o responsável pelo momento da refeição oferecida a ela. Essa reavaliação tem como objetivo verificar a capacidade de implementação das estratégias apresentadas e a dinâmica familiar (indicador de disfunção familiar ou de psicopatologia), ponderando uma possível indicação de orientação por um especialista. Caso as instruções prévias tenham sido cumpridas e os sintomas não tiverem melhorado, pode existir um problema físico não detectado e, nesses casos, devem ser solicitados exames específicos, quando houver indicação clínica.

Orientação: problemas de longa duração (> 3 meses)

Características

- Velocidade de crescimento significativamente desacelerado, com sinais de atraso ou retardo no desenvolvimento;
- exame físico alterado;
- pais incapazes de cooperar com o tratamento ou que manifestam mal-estar com a situação (p.ex., cuidador demonstra ter raiva da criança e/ou desespero por não saber o que fazer para que ela se alimente);
- presença de fatores de risco adicionais (p.ex., criança definhada, sem percepção de suas necessidades básicas e com empobrecimento da saúde mental; instintos de conservação desorganizados, com depressão e apatia).

Estratégias diante de seletividade e recusa alimentar

- Apresentar os alimentos em quantidades pequenas para encorajar a criança a comer;
- adotar o uso de utensílios adequados ao tamanho da criança;
- permitir que a criança conheça e aprenda sobre as características dos alimentos e/ou preparações;
- para as crianças que ingerem grandes quantidades de leite, diminuir o volume e a frequência da ingestão desse alimento;
- limitar o consumo de líquidos durante a refeição (água e sucos devem ser oferecidos entre as refeições);
- respeitar os períodos de pouco apetite e as preferências alimentares.

Conduta

Casos graves exigem tratamento ou assistência psicológica especializada, visando à estabilização da irritação, dos conflitos e da ansiedade no momento das refeições, tanto para os pais quanto para a criança.

Outras medidas terapêuticas

Com o passar dos anos, surgiram várias correntes de condutas nutricionais e médicas que propuseram medidas terapêuticas para combater as dificuldades alimentares.

Âmbito da nutrição

No setor da nutrição, em virtude das dúvidas mais comuns no atendimento de famílias com queixas de dificuldades alimentares, é possível evidenciar os fatores que mais afetam o consumo alimentar das crianças. A compreensão desses fatores é importante para auxiliar os profissionais na investigação e no tratamento da dificuldade alimentar, o que resulta em melhores condições de saúde e, consequentemente, de vida.

Salienta-se que a adoção de uma estrutura dual nas consultas, isto é, uma parte da sessão dedicada aos pais e outra, à criança, é uma forma de envolver a família no processo terapêutico e na construção do plano de tratamento. Esse envolvimento contribui para a aliança terapêutica e para a adesão ao processo, levando à promoção do conhecimento e à diversificação da alimentação.

Promoção do conhecimento

Nessa etapa, o principal objetivo é que a criança tenha estímulos sensoriais em relação aos alimentos, a fim de ampliar o leque de alimentos conhecidos. Assim, recomenda-se levar a criança a ambientes (supermercado, feira) que permitam não apenas a observação dos produtos, mas também, quando possível, tocar, sentir e experimentar os alimentos.

Quanto aos pais, a meta é incentivar e apoiar comportamentos que ajudam a promover um ambiente tranquilo durante as refeições, como não ameaçar ou gritar para que a criança coma, oferecer pequenas porções de cada vez, promovendo uma habituação gradual aos alimentos, permitir alguma liberdade de escolha à criança e encorajar os progressos. É importante, também, evitar atitudes impotentes/inoperantes no enfrentamento das dificuldades alimentares. Esse quadro de desânimo pode ser evidenciado por frases como: "Hoje você não vai querer comer, né?" ou "Será que você vai comer hoje? Será que vai acontecer esse milagre?". Além disso, é importante incentivar os pais a agirem como uma equipe coesa, ou seja, eles devem estar de acordo com as medidas combinadas com o profissional de saúde.

Diversificação da alimentação

Nos casos de seletividade, a variedade do consumo alimentar não deve se restringir às análises qualitativa e quantitativa. Para alcançar sucesso no tratamento, é preciso que os pais desenvolvam a sensibilidade para reconhecer e valorizar as informações vindas da criança sobre quando, quanto e em que ritmo ela deseja ser alimentada. A criança, por sua vez, deve ser capaz de sinalizar o que deseja, com um mínimo de clareza e regularidade.

Desse modo, as interações saudáveis devem contemplar algumas qualidades essenciais: investimento, quantidade adequada de estimulação, reciprocidade e flexibilidade. Em termos práticos, as crianças seletivas tendem a preferir alimentos mais liquidificados; logo, os pais devem ser orientados, por exemplo, a deixar de agitar excessivamente o iogurte, para que ele não fique muito líquido, bem como introduzir pequenos pedaços de alimentos na sopa.

Outro fator que pode aumentar as chances de um episódio alimentar bem-sucedido é a presença física da mãe e sua disponibilidade em oferecer ajuda, manter o ritmo da refeição e reduzir distrações, especialmente com crianças menores. A participação da criança no momento da preparação das refeições pode ser um agente motivador para que ela prove novos sabores e texturas.

É aconselhável, também, estimular a autonomia da criança por meio da delimitação do espaço alimentar (p.ex., com o uso de cadeirões), o que proporciona estabilidade ao prato e contenção do comportamento exploratório da criança. Oferecer recipientes maiores e colheres menores, apropriadas ao tamanho e ao estágio de desenvolvimento psicomotor, também facilita a autoalimentação, um desejo comum das crianças de faixa etária menor. Trata-se de uma medida que ajuda os pais e a criança a respeitarem os sinais de fome e de saciedade.

Além disso, recomenda-se diminuir o tamanho da porção servida e, se necessário, complementar a refeição com uma porção adicional, o que evitaria a frustração materna. Sabe-se que as refeições muito demoradas resultam em perda da atratividade do alimento, que esfria e fica espesso. É essencial acordar com os pais que a criança não seja punida por não comer e que se faz necessário estipular um tempo limite para o início e o término das refeições.

Em suma, aconselha-se a adoção de atitudes simples e efetivas, como:

- servir as refeições em local agradável (limpo, arejado, de preferência de cor clara);
- sentar a criança confortavelmente à mesa em companhia de outras pessoas (familiares, irmãos);
- disciplinar e fracionar o consumo de alimentos, estabelecendo horários (oferecendo refeições menos volumosas, mais vezes ao dia);
- oferecer refeições atrativas e saborosas (usar temperos naturais como alho, cebola, cebolinha, salsa, orégano e outros, evitando, assim, o abuso do sal);
- colocar um fundo sonoro no ambiente, devendo-se optar por músicas suaves;
- promover um contraste de cor entre os utensílios e o forro da mesa, pois isso melhora o estado de ânimo da criança, influenciando positivamente o seu apetite e proporcionando mais prazer com a alimentação.

Âmbito médico

Já no setor médico, orexígenos (estimulantes do apetite) e suplementos orais são úteis quando associados ao aconselhamento, de modo que sua utilização deve ser criteriosa e refletir o entendimento dos fatores etiológicos da dificuldade alimentar, e não apenas servir como substituição de uma anamnese e um diagnóstico adequados.

É comum que o pedido para a prescrição de orexígenos parta dos pais e/ou dos avós, em decorrência da ânsia de que a criança coma e do receio que a falta de nutrientes possa prejudicar sua saúde.

Os princípios ativos dos orexígenos mais utilizados são: ácido gama-aminobutírico (GABA), vitaminas do complexo B (tiamina ou vitamina B1, riboflavina ou vitamina B2, piridoxina ou vitamina B6 e cianocobalamina ou vitamina B12), cloridrato de L-lisina, buclizina (cloridrato de buclizina) e ciproeptadina (cloridrato de ciproeptadina).

Quanto à indicação de suplementos orais a crianças com dificuldades alimentares, há evidências de que eles são benéficos, sempre associados ao aconselhamento. Melhora do estado geral de saúde foi constatada em experiências clínicas sobre o efeito da suplementação alimentar no crescimento de crianças com baixo apetite, seletividade ou cujo padrão alimentar era monótono e com inadequações de micronutrientes. Geralmente, recomenda-se que esses compostos sejam utilizados nas refeições intermediárias (lanches da manhã ou da tarde e ceia).

Visto que a criança com comportamento alimentar seletivo e restritivo tende a apresentar uma baixa aceitação de frutas e hortaliças, em casos de dificuldade alimentar de duração moderada a grave, é eminente o risco de carência subclínica. Como recurso preventivo, a utilização de suplemento oral é uma medida eficaz para atender as exigências nutricionais, já que o acréscimo no percentual de ingestão de calorias, proteínas, vitaminas e minerais melhora o estado nutricional e diminui a possibilidade de deficiência de nutrientes.

Terapia médico-nutricional

Nos casos de seletividade, a conduta recomendada diante de seletividade consiste na análise e na discussão de todos os dados coletados durante a anamnese, tanto clínica quanto nutricional, para a definição das prioridades de cada caso. Nesse sentido, estudos sugerem que a suplementação associada à terapia médico-nutricional pode ser eficaz na recuperação da falta de apetite, modificando as condições iniciais de acompanhamento da criança, e que a intervenção precoce pode prevenir alterações nutricionais e, até mesmo, rompimento familiar.

CONSIDERAÇÕES FINAIS

O Centro de Excelência em Nutrição e Dificuldades Alimentares (CENDA) do Instituto Pensi, pertencente à Fundação José Luiz Egydio Setúbal e Sabará Hospital Infantil, é um dos primeiros centros integrados do mundo a atender casos de dificuldades alimentares com um enfoque holístico, contando com a participação de profissionais de saúde capacitados e experientes no tema e utilizando uma análise pormenorizada dos aspectos dinâmicos da criança e do seu entorno, familiares e cuidadores.

A partir da visão conjunta do Dr. José Luiz Setúbal e da Dra. Fátima Rodrigues Fernandes, que recentemente haviam instituído o Instituto Pensi, foi organizado um serviço cujos objetivos principais são formar e ensinar profissionais de saúde e atender crianças que apresentavam dificuldades na alimentação de forma globalizada, humanizada e compreensiva. Com parceria da nutricionista Priscila Maximino, amiga e colaboradora desde os tempos em que ela trilhava sua graduação em nutrição, e da professora Patricia Junqueira, fonoaudióloga especializada em problemas alimentares da criança, o projeto teve início em 2014.

O CENDA utiliza recursos eletrônicos de observação de condutas, como a câmara de Gesell e filmagem das crianças e dos pais; promove discussão do caso com a família e programas de curta, média e longa duração, com sessões de orientação clínica, nutricional e fonoaudiológica; e conta com todo o apoio da retaguarda hospitalar do Sabará Hospital Infantil, um dos centros mais importantes de atendimento pediátrico exclusivo de toda a América Latina.

A experiência do grupo CENDA no atendimento de crianças com problemas alimentares permite a formação de recursos humanos, o treinamento em serviço e a publicação de inúmeros trabalhos de pesquisa utilizando dados de crianças que não se alimentam de forma adequada. Mais recentemente, com o uso da telemedicina, foi possível capacitar profissionais a distância, orientar pacientes (inclusive de outros países), emitir segundas opiniões e democratizar o atendimento social. Essa experiência será aqui demonstrada por profissionais do CENDA e nossos alunos. Em cada um dos capítulos, é elucidada a visão especializada e integrada em relação ao atendimento dessas crianças e as diferentes formas para o entendimento desse tema tão complexo e apaixonante, que causa alterações tão importantes na dinâmica familiar.

BIBLIOGRAFIA

Alarcon PA, Lin LH, Noche Jr. M, Hernandez VC, Cimafranca L, Lam W et al. Effect of oral supplementation on catch-up growth in picky eaters. Clin Pediatr (Phila). 2003;42(3):209-217.

Azevedo TCG, Martins LA, Fisberg M. Distúrbios do apetite na infância. Âmbito Hospitalar. 1993;9:57-64.

Bleichfeld B, Montgomery ME. Feeding and sleeping problems of infancy and early childhood. In: Kaye DL, Montgomery ME, Munson SW (eds). Child and adolescent mental health. Philadelphia: Lippincott Williams and Wilkins; 2002. p. 226-251.

Birch LL, McPhee L, Shoba BC, Pirok E, Steinberg L. What kind of exposures reduces children's food neophobia? Looking vs. tasting. Appetite. 1987;9(3)8:171-178.

Birch LL. Development of food preferences. Annu Rev Nutr. 1999;19:41-62.

Bouça D, Sampaio D. Avaliação clínica nas doenças do comportamento alimentar. Revista Portuguesa de Psicossomática. 2002;4(2):121-133.

Bresolin AM, Sucupira ACSL, Barrera SM, Pereira RM, Abreu MRM, Gutierrez PL. Recusa alimentar: abordagem ambulatorial. J Pediatr. 1987;(9(3/4):99-102.

Burklow KA, Phelps AN, Schultz JR, McConnell K, Rudolph C. Classifying complex pediatric feeding disorders. J Pediatr Gastroenterol Nutr. 1998;27(2):143-147.

Carruth BR, Skinner J, Houck K, Moran 3rd J, Coletta F, Ott D. The phenomenon of "picky eater": a behavioral marker in eating patterns of toddlers. J Am Coll Nutr. 1998;17(2):180-186.

Cerro N, Zeunert S, Simmer KN, Daniels LA. Eating behaviour of children 1.5-3.5 years born preterm: parents' perceptions. J Pediatr Child Health. 2002;38(1):72-78.

Chatoor I. Feeding disorders in infants and toddlers: diagnosis and treatment. Child Adolesc Psychiatr Clin N Am. 2002 Apr;11(2):163-183.

Chatoor I, Ganiban J, Colin V, Plummer N, Harmon RJ. Attachment and feeding problems: a reexamination of nonorganic failure to thrive and attachment insecurity. J Am Acad Child Adolesc Psychiatry. 1998;37(11):1217-1224.

Douglas J. Why won't my toddler eat? The Practitioner. 1998;242:516-522.

Douglas JE, Bryon M. Interview data on severe behavioural eating difficulties in young children. Arch Dis Child. 1996;75(4):304-308.

Fisberg M, Maximino P. Guia descomplicado da alimentação infantil. São Paulo: Abril, 2002.

Gottesman MM. Helping toddlers eat well. J Pediatr Health Care. 2002;16(2):92-96.

Grillo E, Silva RJM. Manifestações precoces dos transtornos do comportamento na criança e no adolescente. J Pediatr. 2004;80(2 Suppl):S21-S27.

Jong N, Paw MJC, Graaf C, van Staveren WA, Burd DM, Eicher PS. Effect of dietary supplements and physical exercise on sensory perception, appetite, dietary intake and body weight in frail elderly subjects. Br J Nutr. 2000;83(6):605-613.

Kachani AT, Abreu CLM, Lisboa SBH, Fisberg M. Seletividade alimentar da criança. Pediatria (São Paulo). 2005;27(1):48-60.

Kerzner B. Clinical investigation of feeding difficulties in young children: a practical approach. Clin Pediatr (Phila). 2009 Nov;48(9):960-965. doi: 10.1177/0009922809336074.

Lifschitz CH. Feeding problems in infants and children. Curr Treat Options Gastroenterol. 2001;4:451-457. doi: 10.1007/s11938-001-0010-x.

Madeira IR, Aquino LA. Problemas de abordagem difícil: não come e não dorme. J Pediatr. 2003;79(Ssuppl 1):S43-S54.

Manikamn R, Perman JA. Pediatric feeding disorders. J Clin Gastroenterol. 2000;30(1):34-46.

Milano K, Chatoor I, Kerzner B. A funciontal approach to feeding difficulties in children. Curr Gastroenterol Rep. 2019 Aug 23;21(10):51.

Nogueira ANA, Mello ED, Maranhão HS, Vieira MC, Barros R, Barreto JR, Fisberg M. A criança que não come. Pediatria Moderna. 2012;48(9):340-348.

Fernandez Núñunez JMF, Sendin Gonzáalez CS, Paulino Herrera AP, Perez Góomez PP, Lozano Izquierdoa CL. "Doctor, the child does not eat": a motive for consultation. Aten Primaria. 1997;20(1):554-556.

O'Connor ME, Szekely LJ. Frequent breastfeeding and food refusal associated with failure to thrive. A manifestation of the vulnerable child syndrome. Clin Pediatr. 2001;40(1):27-33.

Perosa GB, Carvalhaes MABL, Benicio MHA, Silveira FCP. Estratégias alimentares de mães de crianças desnutridas e eutróficas: estudo qualitativo mediante observação gravada em vídeo. Ciênc Saúde Coletiva. 2011;16(11):4445-4464.

Pliner P, Hobden K. Development of a scale to measure the trait of food neophobia in humans. Appetite. 1992;19(2):105-120.

Pockels R. Uso de estimulantes del apetito en la población infantil. Arch Domin Pediatr. 1994;30(2):30-32.

Ramalho VLM, Ribeiro AMP. Uma intervenção cognitivo-comportamental com uma criança com dificuldades alimentares: Pedro descobriu que gostava de comer. Estudos de Psicologia. 2008;13(3):195-201.

Rotenberg S, Vargas S. Práticas alimentares e o cuidado da saúde: da alimentação da criança à alimentação da família. Rev Bras Saúde Mater Infant. 2004;4(1):85-94.

Skinner JD. Children's food preferences: a longitudinal analysis. J Am Diet Assoc. 2002;102(11):1638-1647.

Smith AM, Roux S, Naidoo NTR, Venter DJL. Food choices of tactile defensive children. Nutrition. 2005;21(1):14-19.

Wharton B. Taste and appetite in infancy: possible topics for research. Pediatrics. 2000;106(5):1278A-1278.

Seção 1
Avaliação da criança com dificuldades alimentares

Capítulo 2 – Abordagem pediátrica das dificuldades alimentares na infância

Capítulo 3 – Avaliação nutricional da criança com dificuldades alimentares

Capítulo 4 – Avaliação fonoaudiológica da criança com dificuldades alimentares

Capítulo 5 – O trabalho do psicólogo nas dificuldades alimentares

Capítulo 6 – Avaliação dos estilos e práticas alimentares parentais

2

Abordagem pediátrica das dificuldades alimentares na infância

Nathalia Gioia de Paula

As dificuldades alimentares (DA) na infância são problemas cada vez mais prevalentes e preocupantes para os cuidadores envolvidos no processo de alimentação das crianças e para os profissionais de saúde que lidam com essas queixas. Dificuldades alimentares foi um termo guarda-chuva utilizado por Kerzner et al. (2015) para caracterizar, de forma ampla e heterogênea, crianças que têm problemas com a alimentação.[1] Por essa definição, crianças com DA apresentam recusa de alimentos usuais, ingestão de pouca quantidade de alimentos, desinteresse pela comida, ingestão de um número limitado de alimentos, aceitação de alimentos e de preparos inadequada ou fobia alimentar. Outra condição incluída por Kerzner et al. (2015) no espectro de DA é a insatisfação dos pais em relação à alimentação dos filhos.[1]

Segundo esse autor, apenas 25% dos pacientes cujos pais referem problemas com a alimentação apresentam DA, enquanto uma minoria (1 a 4%) manifesta condições mais ainda mais graves, que fazem parte dos distúrbios alimentares.[1]

As crianças apresentam oscilações de apetite e de preferências alimentares em determinados estágios da infância. Quando os pais não toleram a transitoriedade dos períodos de recusa alimentar e reagem de forma inadequada, alterações do comportamento alimentar podem transformar-se em dificuldades alimentares, ocorrendo de forma persistente e grave, a ponto de comprometer a relação dos pais com a criança e determinar mudanças na dinâmica das refeições e na rotina da família.

Antes de resultarem em alteração da quantidade e da variedade de alimentos ingeridos, as DA podem se apresentar como:

- refeições muito demoradas e conturbadas;
- dependência e falta de autonomia no processo de alimentação;
- mudança da consistência dos alimentos;
- dificuldade de progredir no padrão de alimentação (novas texturas e utensílios);
- emprego repetido de distrações durante as refeições.

Quando essas alterações do padrão alimentar da criança ocorrem de forma persistente, acarretam estresse familiar, mudanças na dinâmica das refeições e prejuízos na relação dos cuidadores com a criança, com potencial impacto na saúde e no estado nutricional da criança. Diante desse cenário, o pediatra precisa estar apto a identificar o problema e intervir precocemente, antes da evolução para quadros mais graves e da instalação de distúrbios do estado nutricional.

A abordagem adequada requer a compreensão das dificuldades alimentares como um amplo espectro que inclui desde casos leves de seletividade alimentar e apetite limitado, que podem corresponder a comportamentos normais na infância, até condições de maior gravidade, como a fobia alimentar. Por exemplo, em determinados estágios do desenvolvimento infantil, a recusa de alimentos novos (neofobia) e as oscilações do apetite e das preferências são marcos de normalidade. No entanto, os familiares tendem a atribuir esses aspectos a alguma doença ou deficiência e, muitas vezes, os profissionais de saúde corroboram com essa ideia, diagnosticando como patológicos comportamentos de normalidade, empregando tratamentos onerosos e ineficazes e aumentando o desamparo dos pais.

Condições infecciosas agudas, hospitalizações e mudanças de rotina também podem resultar em comportamentos disruptivos durante as refeições, irritabilidade e recusa alimentar. Na maior parte dos casos, o comportamento alimentar retorna à normalidade após a resolução dessas situações.

As DA são condições ainda pouco estudadas, em especial se for considerada sua alta prevalência na infância. Estima-se que entre 25 e 35% das crianças saudáveis apresentam DA em graus menos severos e que um terço dos bebês apresentam algum grau de seletividade alimentar (SA) entre 1 e 2 anos de vida. Aproximadamente 80% das crianças com alguma alteração de desenvolvimento neuropsicomotor têm algum grau de DA.

Alterações na coordenação motora grosseira e fina limitam a autonomia e as experiências da criança durante as refeições. Por outro lado, as carências nutricionais resultantes das DA nesse grupo de pacientes podem agravar o atraso do desenvolvimento neuropsicomotor. Atrasos de linguagem dificultam a comunicação da criança no que diz respeito a fome, saciedade e sintomas desagradáveis desencadeados pela alimentação. Alterações sensoriais podem manifestar-se como evitação do contato com determinadas texturas, odores e cores. Os aspectos sensoriais são motivo de grande preocupação dos familiares, pois são características frequentemente encontradas em crianças dentro do espectro autista, o que não significa que o TEA seja mais prevalente em crianças com DA relacionadas a alterações de sensorialidade. Em geral, crianças prematuras, com comorbidades orgânicas associadas ou histórico médico complexo apresentam quadros de maior gravidade de DA.

A escassez de classificações para o diagnóstico limita as pesquisas sobre o assunto, divide opiniões entre os especialistas e compromete a geração de conhecimento entre os pediatras e generalistas, sendo esse um dos principais propósitos da elaboração desta publicação. Além disso, a complexidade da maioria dos casos exige uma abordagem integral e multiprofissional que é inacessível a uma grande parte das famílias que sofrem com esses problemas. Consequentemente, o atraso na identificação do problema e no diagnóstico prolonga o estresse da família, e estratégias terapêuticas inadequadas podem aumentar o risco de evolução para transtornos alimentares e distúrbios nutricionais ao longo da vida.

UM OLHAR SOBRE O DESENVOLVIMENTO DO PROCESSO DE ALIMENTAÇÃO NA INFÂNCIA: PATOGÊNESE E ETIOLOGIA

Aspectos de normalidade no desenvolvimento do processo de alimentação

A alimentação nos estágios precoces da vida, desde o período gestacional, influencia as preferências e os hábitos alimentares durante a infância e a vida adulta, evidenciando a importância do papel que os pais desempenham na construção dos hábitos alimentares dos filhos.

As crianças têm uma preferência inata por alimentos com alta densidade energética e sabores doces ou salgados. Da mesma forma, a neofobia alimentar, caracterizada pela rejeição a alimentos novos ou desconhecidos, que não fazem parte das preferências alimentares, é uma característica normal do desenvolvimento infantil em determinadas faixas etárias. No entanto, essa predisposição pode ser modificada por experiências alimentares precoces. Em determinados estágios da infância, existem janelas de oportunidade para a introdução de sabores com maior facilidade. Por exemplo, nos primeiros dois anos de vida, a introdução de novos sabores parece ser aceita com mais facilidade. Já o estágio pré-escolar, que compreende a faixa etária entre 2 e 6 anos de idade, é um período crítico para a sedimentação de hábitos alimentares e influencia o estado nutricional ao longo de toda a vida. A plasticidade do organismo durante esses períodos possibilita que fatores ambientais moldem e modifiquem a organização dos sistemas em desenvolvimento, alterando seu funcionamento de forma permanente.

Dessa forma, a investigação do histórico e da evolução da alimentação da criança desde os estágios mais precoces da vida é fundamental para a compreensão dos casos de DA.

Há fortes evidências de que fatores como os hábitos alimentares e o estado nutricional da mãe, bem como o ganho de peso materno durante a gestação, têm relação com a saúde, a alimentação e o estado nutricional dos filhos durante a infância. No que concerne à amamentação, o desmame precoce ou a dificuldade de transição para a fase de introdução alimentar (IA) são frequentes no histórico alimentar de crianças com DA.

Desde a fase de amamentação, desequilíbrios na relação entre a mãe e o bebê comprometem a capacidade materna de perceber os sinais de fome e saciedade do filho e responder às suas demandas. O enfraquecimento desse vínculo, seja por fatores relacionados à mãe, ao bebê ou a ambos, predispõe a mãe a atribuir sintomas fisiológicos normais dos lactentes (p.ex., cólica, gases e regurgitação) a problemas com a amamentação e substituir o aleitamento natural por fórmulas infantis precocemente. De forma semelhante, crianças maiores manifestam desajustes da dinâmica familiar e conflitos na relação com a mãe em forma de alterações no comportamento alimentar.

A fase de introdução alimentar é outro momento crítico para o desenvolvimento das DA, caracterizado pela ocorrência de crises previsíveis, à semelhança da maior parte dos processos de transição na infância. Assim, são apontadas como fatores de risco para o desenvolvimento de DA na infância tanto a introdução alimentar precoce (antes dos 6 meses) quanto a tardia (após os 7 meses), bem como práticas inadequadas utilizadas durante o processo de introdução alimentar para aumentar a aceitação (p.ex., processar alimentos, utilizar seringas e mamadeiras no lugar de colheres ou oferecer preparos monótonos e inadequados para a idade).

Sentimentos de frustração, insatisfação, medo e culpa desencadeados pelas experiências que os pais vivenciam durante a introdução alimentar dos filhos são muito presentes nos relatos de cuidadores de crianças com DA. Em parte, os desafios impostos pelo processo de introdução alimentar contribuem para que a maioria dos quadros de DA tenha início nesse estágio da alimentação infantil.

Os hábitos alimentares adquiridos na infância desenvolvem-se sob a influência do padrão de consumo da família e há grandes chances de perdurarem ao longo da vida. Há, também, uma forte tendência de que as alterações do estado nutricional que decorrem de uma alimentação inadequada nos primeiros anos de vida persistam na vida adulta, o que confere maior risco para doenças metabólicas e cardiovasculares.

Nesse contexto, o nutricionista da equipe deve realizar uma detalhada investigação do padrão de consumo familiar e da dinâmica das refeições em casa. O processo de desenvolvimento de hábitos e de preferências alimentares evolui também da necessidade de socialização da criança e depende, em grande parte, de aspectos culturais e do grupo social ao qual ela pertence. Além disso, esse processo não fica restrito ao ambiente doméstico, o que exige investigar variações do comportamento alimentar em diferentes situações, na tentativa de identificar a presença de fatores agravantes ou facilitadores que inibam ou incentivem a criança com DA a provar algo novo ou comer melhor. Exemplos de cenários, além do doméstico, em que o comportamento alimentar deve ser avaliado são na escola e em momentos de lazer, sejam eventos sociais, restaurantes, casa de familiares ou viagens.

Alterações de desenvolvimento neuropsicomotor e outras alterações na evolução do processo de alimentação

A singularidade do ritmo de desenvolvimento de cada criança determina variações no tempo de aquisição dos marcos de desenvolvimento e no curso da evolução do processo de alimentação na infância. Entretanto, atrasos significativos ou perda de marcos já adquiridos podem acarretar alterações do comportamento alimentar e consumo inadequado de alimentos. A evolução do processo de alimentação na infância requer o desenvolvimento normal das habilidades motoras finas e grosseiras, da linguagem, das capacidades de comunicação, da autonomia e da socialização. O desenvolvimento neuropsicomotor da criança deve ser avaliado de forma global, levando-se em consideração o seu desempenho na escola, a interação com os colegas e o rendimento em atividades extracurriculares ou terapêuticas. Assim, essa avaliação pode e deve ser subsidiada por relatórios e vídeos fornecidos por familiares, educadores e terapeutas. A identificação de comportamentos alterados, como resistência, fuga ou aversão, em outras situações além da alimentação e o prejuízo funcional em comparação aos seus pares nesses cenários sugerem que a DA corresponda a manifestações de distúrbios neurológicos ou psiquiátricos mais complexos. Além disso, é necessário um alto grau de suspeição para discriminar casos de maus tratos, negligência, abuso, violência, insegurança alimentar, risco social e síndrome de Munchausen diante de crianças com dificuldades alimentares associadas a atraso de desenvolvimento neuropsicomotor.

AVALIAÇÃO INICIAL E DIAGNÓSTICO DAS DIFICULDADES ALIMENTARES NA INFÂNCIA

Fatores implicados na origem e na evolução das dificuldades alimentares

O manejo das dificuldades alimentares requer a identificação dos fatores causais que predispõem, precipitam ou perpetuam comportamentos alimentares inadequados (Tabela 1).

TABELA 1. **Fatores relacionados às dificuldades alimentares na infância.**

Fatores de predisposição
Personalidade da criança e dos cuidadores
Doenças de repetição ou crônicas
Baixa capacidade de tolerância e adaptação
Falha de reciprocidade entre a criança e os cuidadores
Depressão e problemas emocionais dos cuidadores
Situações de risco social
Desamparo materno e falha da rede de apoio
Fatores precipitantes
Doença aguda
Dor e desconforto
Negligência ou coerção
Hospitalização
Fases de transição da dieta
Momentos de instabilidade de mudanças de rotina
Desamparo familiar
Fatores de perpetuação
Dor e desconforto persistentes
Reforço de comportamentos inadequados
Manutenção de práticas inadequadas
Estresse familiar
Desamparo familiar

Esses fatores atuam de forma simultânea e se encadeiam de forma evolutiva, dinâmica e progressiva durante todo o desenvolvimento do processo de alimentação na infância e, portanto, devem ser sempre investigados. Além disso, alguns deles também foram associados diretamente a maior risco para ocorrência de outras doenças na infância e na vida adulta, como a obesidade, a desnutrição proteico-calórica e a anemia ferropriva. Portanto, a identificação e a abordagem desses fatores compõem uma estratégia de intervenção precoce que pode proteger as crianças com DA de outros problemas de saúde a curto e longo prazo.

Um dos primeiros questionamentos das famílias de crianças com DA é a identificação do motivo pelo qual foi desencadeada a recusa alimentar em seus filhos. São comuns sentimentos como angústia, culpa e medo, além de muitas fantasias em torno do possível "gatilho" ou trauma que possa ter levado ao início do problema. A persistência da recusa alimentar, mesmo após enorme engajamento, diversas adaptações e extenso desgaste emocional, conduz os pais e os profissionais de saúde a suspeitarem da existência de alguma doença física que impossibilite a alimentação ou limite o apetite da criança. A ansiedade na espera de um diagnóstico é amplificada pelo medo de obscuras complicações da DA, como déficit ponderal, baixa estatura, atraso cognitivo, maior risco de infecções, carências nutricionais e, até mesmo, a morte.

No intuito de corresponder às demandas dos cuidadores, investigar a etiologia das dificuldades alimentares parece ser o ponto de partida para uma abordagem adequada. Entretanto, é importante compreender que raramente o comprometimento da alimentação infantil deve-se a um único fator. Já foi demonstrado que as DA são frequentes em pacientes com doenças orgânicas (DO); por outro lado, a presença de DO em crianças com DA é menos frequente, mas não deve ser ignorada, podendo tanto ser o gatilho para a DA ou apenas uma comorbidade associada.

A maior parte dos casos de DA na infância tem múltiplas etiologias, sejam elas orgânicas, comportamentais, nutricionais, psicológicas, emocionais, sociais ou ambientais (Figura 1). Posto que o desenvolvimento do processo de alimentação na infância é complexo e multifatorial, as DA devem ser diagnosticadas e tratadas adequadamente apenas sob esse olhar integral, que abarca a multiplicidade desse processo.

A avaliação inicial inclui explorar o início e a evolução das queixas relacionadas à alimentação da criança, o padrão de comportamento alimentar, os tratamentos realizados previamente, o impacto da queixa alimentar na rotina da família e as condições orgânicas que possivelmente estejam associadas. A identificação desses pontos, assim como das sobreposições e

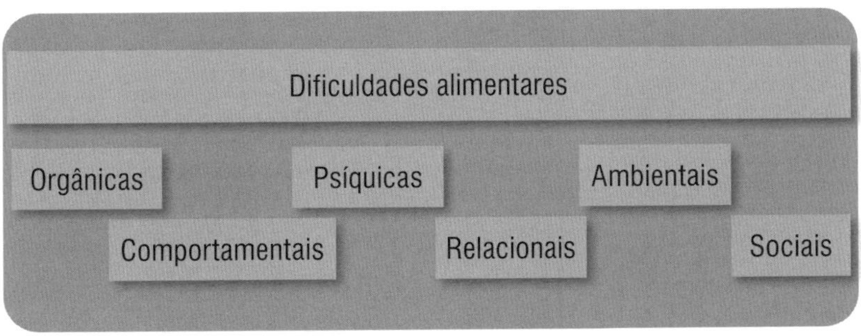

FIGURA 1. **Determinantes multifatoriais das dificuldades alimentares na infância.**

conexões entre eles, requer que o pediatra assuma o lugar de escuta e expresse empatia, valorizando as queixas dos pais. É possível tranquilizar a família quanto aos aspectos típicos do desenvolvimento infantil ou à normalidade do estado nutricional dos filhos, mas não é adequado diminuir o sofrimento dos pais afirmando que a ausência de sinais de gravidade clínica ou de comprometimento nutricional refute a queixa de dificuldade alimentar.

Algumas estratégias simples contribuem de forma positiva na avaliação inicial da queixa de DA:

1. Realizar a anamnese com perguntas abertas, que coíbam respostas induzidas por interferência do entrevistador. Muitos pais atendidos no Centro de Excelência em Nutrição e Dificuldades Alimentares (CENDA) do Instituto Pensi estão em busca de diagnósticos patológicos e tendem a responder de forma assertiva sobre qualquer sintomatologia questionada.
2. Ainda que a impressão dos pais sobre a alimentação dos filhos pareça subjetiva e possa estar equivocada, a preocupação excessiva com o padrão alimentar da criança é suficiente para determinar uma dificuldade alimentar. As queixas da família devem ser valorizadas mesmo nos casos de DA leves ou de percepção equivocada dos pais.
3. O interrogatório sobre os antecedentes da criança e a história da DA, por si só, permitem que os pais reflitam sobre a evolução do problema alimentar da criança. Essas reflexões e a maneira como são amparadas pela equipe de saúde podem ter efeitos transformadores na compreensão e no enfrentamento do problema.

Alterações orgânicas associadas ou relacionadas às dificuldades alimentares

A atuação do CENDA nos últimos cinco anos trouxe respostas para questões que preocupavam os pais e os profissionais de saúde sobre as consequências das DA na infância: as crianças que se apresentam com as formas leves e moderadas de DA não apresentam comprometimento da saúde, do crescimento e do desenvolvimento, e o interrogatório sobre os outros sistemas do corpo humano é frustro. Em geral, também não ocorrem alterações bioquímicas relacionadas às dificuldades alimentares no estado nutricional. Entretanto, as crianças com graus mais severos de DA podem apresentar alterações sistêmicas.

O interrogatório complementar e o interrogatório sobre os diversos aparelhos evidenciam alterações do sono, mudanças de hábito intestinal e sintomas respiratórios noturnos persistentes, entre outros aspectos relevantes no escopo das DA. Por exemplo, a frequente associação dos distúrbios do sono com dificuldades alimentares na infância sugere uma falha dos mecanismos de autorregulação do organismo, uma desorganização da criança, já que funções básicas, como dormir e comer, estão comprometidas. Além disso, 21% dos pacientes do CENDA têm queixas gastrointestinais que correspondem a distúrbios de etiologia funcional na maioria dos casos. A dor abdominal funcional e a constipação intestinal funcional, por exemplo, cursam com desconforto e interferem na alimentação, mas têm evolução benigna. Por outro lado, a presença de emagrecimento, adinamia e febre são sintomas de alarme que sugerem a associação com doenças orgânicas potencialmente graves, sendo infrequentes na avaliação inicial de crianças com DA.

A avaliação pediátrica das DA inclui, também, o exame físico minucioso subsidiado por uma série de exames diagnósticos complementares. Essas etapas podem revelar pistas sobre doenças orgânicas associadas. Por exemplo, a presença de fácies típicas, alterações dismórficas e baixa estatura pode indicar a investigação de doenças genéticas e diagnósticos sindrômicos. Alterações de coloração das mucosas, pele, cabelos e unhas sugerem carência de micronutrientes. Obstruções de vias aéreas superiores causadas por hipertrofia de adenoides, aumento e inflamação das amígdalas ou malformações orofaciais determinam alterações do olfato, do paladar e da deglutição. Alterações como essas são encontradas apenas em um pequeno grupo de pacientes com DA e determinam a necessidade de ampliar a investigação para diagnósticos diferenciais, nos quais a recusa alimentar pode ser uma manifestação inicial. O papel dos exames complementares na avaliação inicial relaciona-se ao fato de que alterações metabólicas e carências nutricionais podem ocorrer como complicações das DA, apesar de serem pouco prevalentes entre os pacientes atendidos no CENDA. Por isso, a triagem laboratorial complementar do protocolo de atendimento do CENDA é direcionada à pesquisa dessas complicações, assim como à identificação de alterações orgânicas associadas, como infecções, quadros inflamatórios e alterações de função hepática, renal e tireoidiana.

A Tabela 2 destaca os componentes da abordagem inicial médica pediátrica na experiência do CENDA. O raio X de idade óssea também faz parte do protocolo de avaliação das crianças com mais de dois anos de idade. À luz da história clínica e do exame físico, alterações dos exames subsidiários dessa triagem podem conduzir a investigação à solicitação de exames complementares mais específicos, a fim de estabelecer outros diagnósticos diferenciais.

TABELA 2. **Protocolo de avaliação pediátrica de crianças com DA no CENDA do Instituto Pensi**

Anamnese detalhada	
Exame físico completo	
Triagem laboratorial	Hemograma completo
	Ferritina
	Proteína C-reativa
	Urina 1 e urocultura
	Transaminases TGO e TGP (ALT e AST)
	Fosfatase alcalina
	Ureia
	Colesterol total e frações
	Triglicérides
	Glicemia de jejum
	Insulinemia de jejum
	Albumina sérica
	Hormônio tireoestimulante (TSH) e tiroxina livre (T4L)
	Ceruloplasmina
	Zinco
	Vitamina D
	Cálcio total
Triagem radiológica: raio X de idade óssea	

A Tabela 3 contém as principais ferramentas na investigação diagnóstica diante da suspeita de condição orgânica associada.

TABELA 3. **Avaliação complementar ampliada das DA na infância.**

Exames laboratoriais complementares	Hemoglobina glicada
	Creatinina
	Vitamina A, vitaminas do complexo B
	Coprocultura e exame parasitológico de fezes
	Dosagem sérica de IgA
	Sorologia para doença celíaca
	Sorologias virais (HIV, infecções congênitas, vírus Epstein-Barr [EBV])
	Fator de crescimento insulina-símile (IGF-1) e hormônio de crescimento (GH) (teste de estímulo)
	Cariótipo
	Ácidos orgânicos urinários
	Gasometria venosa com lactato sérico
Outros exames complementares	EED (raio X contrastado esôfago-estômago-duodeno) com videodeglutograma
	pHmetria esofágica de 24 h
	Cintilografia de esvaziamento gástrico
	Trânsito intestinal
	Endoscopia digestiva alta com biópsia de duodeno e pesquisa de *Helicobacter pilory*
	Nasofibroscopia
	Ultrassom de abdome total
	Ultrassom de fígado e vias biliares
	Ecocardiograma transtorácico
	Teste do cloro no suor
	Ressonância magnética de crânio
	IgE total e IgE específico para alérgenos alimentares (ImmunoCAP®)

Na grande maioria dos casos, a avaliação inicial não evidencia nenhuma alteração que predisponha, precipite ou perpetue o quadro de dificuldade alimentar, mas, surpreendentemente, a normalidade não é tranquilizadora para a família, que permanece sem respostas para os seus questionamentos.

Quando as queixas dos pais sobre a alimentação dos filhos são corroboradas pela avaliação inicial e a associação com doenças orgânicas (DO) é afastada, conclui-se que a recusa alimentar ou o baixo apetite decorrem primariamente de fatores não orgânicos que interferem no desenvolvimento normal do processo de alimentação na infância, ou seja, decorrem da interação de aspectos relacionados à própria criança, ao ambiente e às práticas alimentares parentais. Interpretados dessa forma, problemas com a alimentação na infância podem sinalizar que algo não vai bem com criança. Assim, torna-se mais clara a necessidade de aprofundar a avaliação dos inúmeros fatores biopsicossociais (as emoções, a cultura, o ambiente e as relações interpessoais) que permeiam as refeições da criança. Também é papel do pediatra e da equipe de saúde revelar e discutir a importância desses fatores para os pais e ajudá-los a traçar estratégias a fim de modificá-los.

OS DESAFIOS DO PEDIATRA NO MANEJO DAS DIFICULDADES ALIMENTARES

As estratégias terapêuticas e o papel do pediatra

Já que a alimentação é um processo biológico de amadurecimento, aprendizado e cuidado, uma abordagem multifacetada é a mais adequada para o diagnóstico e o tratamento das dificuldades alimentares na infância. Sob esse olhar, a equipe do CENDA é composta por pediatras, fonoaudiólogos, nutricionistas e psicólogos. Também podem contribuir no manejo dos pacientes terapeutas ocupacionais, agentes de saúde, fisioterapeutas, enfermeiros e outras especialidades pediátricas, embora esses não componham a equipe do CENDA. Esse time multiprofissional deve estabelecer o diagnóstico e o plano terapêutico com base no histórico gestacional, neonatal e médico pregresso. É importante implicar, no processo terapêutico, os outros agentes envolvidos no processo de alimentação da criança além dos pais, como professores e auxiliares da escola e os educadores das atividades extracurriculares.

Não há tratamento medicamentoso para as dificuldades alimentares na infância. Estratégias de intervenção precoce aliadas ao acolhimento da família determinam melhores desfechos, reduzindo o risco de complicações metabólicas ou nutricionais e de evolução para doenças, como distúrbios alimentares.

A maioria das crianças com DA evoluirá espontaneamente com melhora do quadro ao longo do tempo. Sabendo disso, o pediatra exerce o papel de conduzir os pais ao longo dessa evolução e reduzir o estresse causado pela DA, assistindo-os nos momentos de crise e promovendo condições que proporcionem conforto e autonomia à criança durante as refeições. Com essas finalidades, as intervenções mais importantes são o monitoramento do crescimento e do ganho de peso, o rastreio de complicações das doenças orgânicas (DO), o acolhimento psíquico familiar e as orientações sobre as práticas parentais inadequadas. Cada centro de referência, com sua equipe profissional, deve articular essas ferramentas de intervenção em um protocolo de atendimento viável e acessível.

O protocolo instituído no CENDA consiste em duas sessões – uma avaliação inicial e uma devolutiva – com cada especialista (pediatra, nutricionista e fonoaudiólogo), totalizando seis sessões iniciais. O tratamento tem como objetivos principais identificar os problemas e intervir no ambiente, nas práticas alimentares e na rotina de refeições da criança e da família. Modificações desses aspectos exigem orientação e discussão com a família toda e podem envolver a abordagem simultânea de outros fatores determinantes da saúde da criança, como rotina do sono, hábito intestinal e estilo de vida familiar.

O progresso do tratamento diz respeito à ampliação do repertório de alimentos e à ingestão lenta e gradual deles, estratégias que contribuem a curto, médio e longo prazo com melhora da qualidade de vida, das relações familiares e das possibilidades de socialização da criança e da família. Nesse ponto, as expectativas da equipe em relação ao tratamento frequentemente vão de encontro às da família, que tende a considerar a aceitação de alimentos novos ou de maior quantidade de alimentos como o desfecho principal. Por isso, é fundamental traçar a trajetória de apoio desde o início, esclarecendo o objetivo de cada etapa, estabelecendo a periodicidade do seguimento e antecipando as crises previsíveis.

Apesar do crescente conhecimento na área, o tratamento de crianças com dificuldades alimentares é desafiador, demorado e oneroso. Há diversas modalidades terapêuticas com foco na melhora das habilidades motoras orais, no avanço na consistência dos alimentos e no aumento da ingestão energética e da autonomia. Quando há uma condição orgânica evidente, o tratamento específico deve ser indicado o mais precocemente possível. Entretanto, a maioria dos casos não se associa a doenças orgânicas, exigindo um olhar individualizado e minucioso sobre a criança que não come, sobre os pais que não conseguem dar de comer e sobre os demais fatores implicados no processo de alimentação da criança.

Por outro lado, tratamentos específicos, sejam eles não medicamentosos, medicamentosos ou cirúrgicos, que se destinam ao alívio de sintomas determinados por condições orgânicas, como dor e desconforto, contribuem para a melhora do padrão alimentar. Com menor frequência, vias alternativas de alimentação, como a gastrostomia, são necessárias para garantir o aporte energético e nutricional adequado, especialmente em crianças com histórico médico complexo, alterações globais de desenvolvimento neuropsicomotor, síndromes genéticas e alterações da deglutição.

Um dos maiores diferenciais no manejo de dificuldades alimentares na infância reside na necessidade de associar a atenção à saúde da criança aos cuidados com a saúde da família toda. Esse princípio do atendimento pediátrico de DA fundamenta-se em alguns aspectos identificados nas famílias atendidas no CENDA:

1. A prevalência de antecedentes familiares de problemas com a alimentação é alta, incluindo preferências alimentares pouco flexíveis e monótonas, hábitos alimentares inadequados, tentativas de dietas e tratamentos radicais para emagrecer

(a famosa "briga com a balança"), experiências desagradáveis relacionadas ao preparo ou à ingestão dos alimentos e transtornos alimentares graves, como anorexia nervosa, bulimia e obesidade. Diagnósticos familiares de transtornos psiquiátricos, como depressão, transtorno de ansiedade generalizada, transtorno obsessivo-compulsivo e síndrome do pânico, também são frequentes no histórico familiar das crianças atendidas no CENDA.

2. O medo e a incerteza das famílias em relação aos efeitos que as dificuldades alimentares podem ter na vida dos seus filhos no futuro resultam em desesperança e desespero. Diante disso, o pediatra tem o papel primordial de realizar o acolhimento psíquico dos pais visando a amenizar seu sofrimento.
3. A adesão e o acesso ao tratamento longitudinal e multiprofissional dependerá da disponibilidade dos cuidadores e de fatores relativos a eles, como ocupação, grau de instrução, condições financeiras e rotina.
4. O debate sobre o estilo de vida dos pais, como a prática de atividade física, o sedentarismo e as atividades de lazer, é uma maneira de incentivar o autocuidado, fator determinante da capacidade de cuidar bem do outro.

Aspectos gerais sobre a suplementação de micronutrientes em crianças com dificuldades alimentares

As pesquisas com suplementação de micronutrientes, estimulantes de apetite e pró-cinéticos não constatam modificações significativas no comportamento alimentar e na evolução dos parâmetros antropométricos de crianças com dificuldades alimentares não associadas a condições orgânicas. Em geral, o aumento do apetite resulta de efeitos adversos de medicamentos indicados para outras condições orgânicas. Portanto, não há evidências de benefícios de tratamentos medicamentosos de crianças com DA relacionadas primariamente a distúrbios do processo de desenvolvimento normal da alimentação. Posto, ainda, que a maior parte dos quadros de DA são leves ou moderados e se beneficiam da abordagem já descrita, a recente medicalização das DA é alvo de críticas de grupos de especialistas no assunto e, por isso, deve ser reservada para casos selecionados de maior gravidade ou associados a outras condições orgânicas, sempre com acompanhamento de equipe multiprofissional especializada.

Alterações do paladar e da diferenciação de sabores podem ocorrer em crianças com doenças orgânicas (p.ex., doença renal crônica) e naquelas que fazem uso contínuo de medicações ou que são submetidas à radioterapia. O zinco é um elemento importante para a manutenção e o reparto das papilas gustativas, além de desempenhar um papel-chave em diversos processos enzimáticos, metabólicos, de crescimento e diferenciação celular, relacionados ao crescimento e ao desenvolvimento infantil. A deficiência de zinco é uma das causas mais frequentes de alteração do paladar, sendo muito relacionada também a alterações do crescimento e desenvolvimento, como anemia e baixa estatura, e a um maior risco de infecções na infância. A deficiência de zinco em crianças pode ser um problema causado por baixa ingestão na dieta ou como resultado de doenças orgânicas, como doenças renais crônicas, baixo peso ao nascimento, prematuridade, síndromes gastrointestinais disabsortivas (doença celíaca, doenças inflamatórias intestinais, diarreia) e desnutrição energético-proteica grave.

Segundo revisão de dez estudos envolvendo 581 participantes, sendo 2 deles realizados com crianças e adolescentes, publicada pela Cochrane em 2017, sobre o manejo de distúrbios de sensorialidade relacionados ao paladar, há poucas evidências sobre o papel da suplementação de zinco em pacientes com alterações do paladar, associadas ou não à deficiência de zinco, após 3 a 6 meses de uso.[2]

Brown et al. (2002) realizaram uma metanálise para avaliar o efeito de oito semanas de suplementação de zinco no crescimento, no ganho de peso e na proporção peso/estatura de crianças pré-púberes (com menos de 12 anos) em comparação ao uso de placebo.[3] O estudo demonstrou maior eficácia da suplementação de zinco em crianças com déficit de crescimento, que apresentaram aumento de estatura até duas vezes maior que o grupo placebo. A metanálise também atestou o efeito da suplementação de zinco no ganho de peso, sendo maior o benefício para crianças com déficit de peso (peso/idade escore Z < -2). A dose média diária de suplementação de zinco elementar utilizada nesses estudos variou de 1 a 20 mg/dia (DP: 8,4 ffl 4,4 mg/dia), com duração média de tratamento de 2 a 15 meses (DP: 6,6 ffl 3,8 meses). Na maioria dos estudos, o tratamento foi administrado na forma de sulfato de zinco; outros sais utilizados foram: gluconato de zinco, zinco aminoácido quelato, óxido de zinco e acetato de zinco. Na experiência do CENDA, a apresentação mais utilizada é a formulação manipulada de zinco aminoácido quelato 1% (1 mg/mL de Zn elementar), na dose de 1 mg/kg/dia, administrada em dose única, com dose máxima de 20 mg/dia. A duração do tratamento é de, no mínimo, 3 meses; a manutenção a longo prazo deve ser discutida com a família ao longo do tratamento, conforme a evolução do quadro de DA e dos parâmetros antropométricos.

A suplementação de outros micronutrientes em crianças menores de dois anos deve seguir as recomendações gerais da Sociedade Brasileira de Pediatria (SBP) para crianças dessa faixa etária. Até o momento, não há evidências suficientes de que a suplementação de micronutrientes estimule o apetite em crianças com DA não associadas a doenças orgânicas. Nesses casos, apenas a documentação de carências nutricionais por meio de exames laboratoriais justifica o tratamento com suplementos vitamínicos.

A prescrição de suplementos ou fórmulas hipercalóricas também é reservada para casos selecionados, com base na avaliação especializada do nutricionista.

O ACOMPANHAMENTO DA CRIANÇA COM DIFICULDADES ALIMENTARES: SEGUIMENTO

O seguimento das crianças atendidas no CENDA fundamenta-se em sessões periódicas de terapia nutricional e fonoaudiológica, conforme indicado de forma individualizada para cada caso, esquadrinhando a etiologia e a gravidade do quadro, o nível de estresse e de desamparo familiar, a adesão e a resposta ao tratamento proposto inicialmente. A intensidade do tratamento e a periodicidade das sessões são definidas por esses aspectos, devendo sempre ser discutidas com a família. É muito importante alinhar as expectativas da equipe de saúde e da família desde o início do acompanhamento, a fim de evitar frustrações e abandono do tratamento. Há, também, a possibilidade de encaminhamento para outras especialidades que fazem parte da vasta rede de profissionais do Sabará Hospital Infantil.

As orientações sobre a evolução do quadro de DA ao longo do seguimento devem ser muito claras. Os familiares devem ser informados que a melhora não acontece de forma linear e progressiva, mas, sim, em saltos e quedas, que ocorrem sob influência de todos os fatores que foram abordados ao longo deste capítulo. Diante dessas oscilações, o pediatra deve retomar prontamente a investigação da interferência de fatores orgânicos e ambientais e, na ausência de gravidade, tranquilizar a família sobre a normalidade desse ritmo lento e gradual de evolução. As atribuições do pediatra no acompanhamento das DA são listadas na Tabela 4.

As diferentes estratégias utilizadas no tratamento das DA na infância baseiam-se no cuidado longitudinal, integral e multidisciplinar, uma vez que medidas pontuais e isoladas falham em desvendar o problema e amenizar o sofrimento familiar que a criança expressa na forma de recusa alimentar. O acolhimento psíquico da família depende do estabelecimento de vínculo e do fortalecimento da relação médico-paciente, baseada em confiança e empatia. A construção desse vínculo demanda tempo e comprometimento da equipe de saúde. O time de profissionais envolvidos no cuidado de crianças com DA tem um papel importante de apoio para os pais em momentos de crise, angústia e desamparo, devendo ajudá-los a lidar com a recusa alimentar da criança e a sustentar práticas alimentares adequadas.

TABELA 4. **O papel do pediatra no acompanhamento de crianças com DA.**

Coordenar e integrar o cuidado multidisciplinar, estabelecendo prioridades de intervenção
Identificar condições orgânicas associadas às DA e realizar o tratamento específico
Prevenir, identificar e intervir em complicações associados às DA
Prevenir, identificar e intervir em agravos não associados às DA, mas que comprometem a qualidade de vida e a saúde da criança
Proteger a criança vítima de situações de risco social, insegurança alimentar e violência
Defender os direitos da criança de crescer em ambiente seguro e saudável, assim como de receber amor e cuidado
Incentivar o seguimento longitudinal a partir do estabelecimento de vínculo com a família
Reforçar práticas adequadas e modificações favoráveis da dinâmica alimentar da família
Esclarecer dúvidas sobre o tratamento
Comunicar e discutir com a família a evolução do tratamento
Discutir e dar autonomia para a família escolher entre opções acessíveis e viáveis de tratamento
Promover hábitos alimentares saudáveis, autocuidado e prática de atividades físicas na família
Acolher e amparar as experiências negativas e as angústias dos pais
Referenciar casos suspeitos de associação com doenças orgânicas ao especialista
Articular-se de forma harmônica com os outros profissionais da equipe
Contribuir para a geração de conhecimento na equipe
Articular-se com outros agentes envolvidos nos cuidados com a criança e incluí-los no tratamento
Assistir a família em momentos críticos de hospitalização e agravamento da DA

O seguimento longitudinal periódico com o pediatra é uma importante ferramenta para monitorização do crescimento pôndero-estatural, vigilância de distúrbios nutricionais consequentes da DA e promoção de saúde. Além disso, possibilita intervenções precoces que previnem complicações da DA. A evolução dos parâmetros antropométricos é muito valorizada pela equipe de saúde e pelos familiares, mas é importante reforçar que os déficits de peso e crescimento são manifestações tardias de DA na infância. Portanto, mesmo na ausência de alterações de estado nutricional, os pacientes com DA precisam ser acompanhados periodicamente por equipe multidisciplinar capacitada.

CONCLUSÕES

As DA são muito frequentes em crianças pequenas e podem se perpetuar na adolescência, predispondo a alterações nutricionais e metabólicas ao longo da vida.

Até o momento, não há uma classificação para as DA que seja aceita universalmente.

Quando as alterações do padrão alimentar da criança ocorrem de forma persistente e grave, determinam estresse familiar, mudanças na dinâmica das refeições e prejuízos na relação com a criança, com potencial impacto na saúde e no estado nutricional da criança.

As DA são condições multifatoriais que resultam da interferência de fatores de predisposição, precipitação e perpetuação sobre o desenvolvimento normal do processo de alimentação da criança. Em menor frequência, esses fatores são de etiologia orgânica ou estão associados a alguma comorbidade.

O diagnóstico das DA é clínico e inclui o interrogatório detalhado sobre antecedentes gestacionais, antecedentes neonatais, início da queixa relacionada à alimentação, evolução da dificuldade alimentar e padrão alimentar atual. O exame físico minucioso e exames complementares permitem a identificação de condições orgânicas associadas.

O manejo das DA consiste em orientar, informar e discutir com a família modificações dos fatores que comprometem a evolução normal do processo de alimentação da criança, bem como garantir os aportes energético e nutricional adequado e monitorizar o crescimento e o desenvolvimento.

A indicação de tratamento específico em casos selecionados deve ser individualizada e pode incluir estratégias medicamentosas, não medicamentosas e cirúrgicas. As crianças com condições orgânicas associadas, alterações de desenvolvimento neuropsicomotor e distúrbios de deglutição frequentemente necessitam desse tipo de abordagem.

A maioria das crianças com DA cursa com melhora do padrão alimentar ao longo do tempo, mas frequentemente exigem o acompanhamento de equipe multiprofissional especializada.

Mais estudos são necessários para estabelecer a eficácia de diversas estratégias utilizadas atualmente, por diferentes grupos, no tratamento das DA. É fundamental multiplicar o conhecimento das dificuldades alimentares entre os profissionais de saúde e os demais agentes envolvidos nos diferentes níveis de cuidado com a criança.

REFERÊNCIAS

1. Kerzner B, Milano K, MacLean WC Jr, Berall G, Stuart S, Chatoor I. A practical approach to classifying and managing feeding difficulties. Pediatrics. 2015 Feb;135(2):344-53.
2. Kumbargere Nagraj S, George RP, Shetty N, Levenson D, Ferraiolo DM, Shrestha A. Interventions for managing taste disturbances. Cochrane Database Syst Rev. 2017 Dec 20;12(12):CD010470.
3. Brown KH, Peerson JM, Rivera J, Allen LH. Effect of supplemental zinc on the growth and serum zinc concentrations of prepubertal children: a meta-analysis of randomized controlled trials. Am J Clin Nutr. 2002 Jun;75(6):1062-1071.

3

Avaliação nutricional da criança com dificuldades alimentares

Raquel Ricci
Priscila Maximino

INTRODUÇÃO

Para o Centro de Excelência em Nutrição e Dificuldades Alimentares (CENDA) do Instituto Pensi, a atuação do nutricionista no atendimento à criança é fundamental tanto para o acompanhamento e a assistência de sua saúde nutricional como para o aconselhamento da família. Diferentemente de outras áreas de atuação da nutrição do adulto, sendo clínica ou de saúde coletiva, a nutrição aplicada à pediatria impõe a participação da família em todas as etapas de atendimento.

Especificamente para o atendimento de crianças com dificuldades alimentares (DA), é mandatório que o nutricionista possua amplo repertório técnico sobre a aplicação da ciência da nutrição, não se limitando a uma única linha de trabalho, pois a abordagem dessa problemática na família exige conhecimentos do nutricionista em relação a:

- comportamento alimentar e estratégias de aconselhamento;
- nutrição clínica aplicada à pediatria (incluindo terapia nutricional);
- técnicas dietéticas;
- educação alimentar e nutricional.

Conhecimentos sobre a realidade da família também enriquecem o contato com o paciente e acrescentam detalhes na abordagem. Por isso, é importante investigar a dinâmica de vida da criança, quem são os cuidadores envolvidos, o tempo de permanência na escola, assim como informações a respeito de viagens e festas. Entender bem como a alimentação está inserida nesses contextos do cotidiano é um diferencial notável para um atendimento especializado.

PROTOCOLO DE ATENDIMENTO E AVALIAÇÃO PELO NUTRICIONISTA

No consultório ou ambulatório, é comum que a anamnese seja a ficha de atendimento, no formato digital ou físico, que contempla todas as informações coletadas na consulta. No CENDA, essa ficha é denominada "protocolo", e é a partir dele que serão gerados os dados para a produção de pesquisa. O diferencial consiste na organização, objetividade e clareza na coleta dos dados durante o atendimento, para que, além de obter informações no decorrer da consulta, o protocolo seja um instrumento útil na produção da pesquisa.

A anamnese nutricional, ou seja, o protocolo do nutricionista para a primeira consulta do paciente com dificuldade alimentar (DA), constitui-se por três bases:

- história alimentar pregressa e atual;
- avaliação do estado nutricional;
- dinâmica alimentar.

A partir dos dados coletados, é possível discutir o caso em equipe e alinhar as condutas de acompanhamento – tanto clínicas quanto em relação à rotina alimentar do paciente – de acordo com as conclusões de cada área.

História alimentar

A DA pode se apresentar em qualquer fase da vida, mas tem início mais prevalente na fase pré-escolar. Contudo, para o entendimento da queixa, é necessário questionar todo o processo de interação alimentar da criança, desde a amamentação até a alimentação atual, com análise minuciosa de como se deram todos os processos, para que o profissional nutricionista, junto com os demais membros da equipe, possa buscar possíveis gatilhos causadores ou influenciadores da manutenção e/ou agravo da dificuldade. A equipe multidisciplinar do CENDA atua simultaneamente em todas as consultas, acompanhando e assistindo pelo espelho (câmara de Gesell) o atendimento do paciente por outro profissional da equipe. Esse recurso salienta a importância de a equipe ficar atenta ao conforto dos pais/cuidadores para que a consulta não se torne uma entrevista engessada e cansativa, mas, sim, que contemple os principais pontos que possibilitam uma maior riqueza de informações (Tabela 1).

TABELA 1. **Aspectos sobre a história alimentar pregressa que devem ser abordados nas consultas.**

Aleitamento materno
Conhecimento prévio da mãe sobre o aleitamento: houve orientação profissional? Teve rede de apoio?
Duração do aleitamento: tempo da prática exclusiva, tempo da prática predominante, tempo de prática mista, tempo da prática complementada
Se o aleitamento materno não foi possível, quais foram os motivos?
Quais foram os desafios encontrados para descontinuar o aleitamento materno?
Evolução de ganho de peso em aleitamento materno
O lactente apresentou queixas orgânicas?
Fórmula infantil
Início e motivo da introdução da fórmula infantil: como foi a aceitação do lactente?
Houve necessidade de mudança da fórmula? Por qual motivo: aceitação ou causa orgânica?
Evolução de ganho de peso durante o uso de fórmula
Outros líquidos
Suco natural, suco industrializado 100% fruta, néctar, chá, água, água de coco, refrigerante, leite de vaca e de outros mamíferos – quando foram introduzidos?
Teve orientação ou indicação de profissional?
Como foi a aceitação desses líquidos?
Houve redução da ingestão do leite (artificial ou materno) em decorrência da introdução de outros líquidos?

(continua)

TABELA 1. **Aspectos sobre a história alimentar pregressa que devem ser abordados nas consultas.** *(continuação)*

Introdução alimentar
Idade do lactente no primeiro contato com alimento sólido ou não líquido
Houve orientação? Como foi? Por quem?
Qual alimento foi oferecido?
Qual consistência foi oferecida?
Precisou regredir em algum momento?
Como foi a aceitação?
Como foi o processo de transição de textura?
Apresentou alguma queixa?
O que rejeitava mais?
O que comia mais?
Quando (ou se) passou para a alimentação da família?
Até que momento a alimentação não era uma dificuldade alimentar? Ou sempre foi?

Quanto à história alimentar atual, deve-se abordar a evolução das práticas alimentares da criança até o estabelecimento do padrão alimentar do momento presente. Para essa etapa, é fundamental contar com o auxílio de dois formulários alimentares: o registro alimentar e o inventário alimentar.

Uso do registro alimentar como ferramenta de avaliação nutricional

A solicitação do registro, também chamado de diário alimentar, pode ser feita a qualquer momento da abordagem da criança com DA. Uma boa opção é solicitar o registro aos pais/cuidadores durante a primeira consulta, pois é possível ajudar com explicações sobre o preenchimento. O registro pode ser realizado repetidas vezes durante o seguimento da criança, sempre que houver necessidade de uma investigação mais aprofundada da rotina.

É de suma importância que, após o recebimento do registro alimentar preenchido pelos pais/cuidadores, o profissional o utilize e mostre aos familiares da criança como esse instrumento é útil ao atendimento, visto que a família dedica tempo e atenção no preenchimento do formulário, e esse esforço deve ser reconhecido pelo profissional.

No CENDA, antes da realização do atendimento em si, os pais/cuidadores são orientados a preencher o registro alimentar de três dias não consecutivos (2 dias de semana e 1 dia de fim de semana). Esse formulário permite compreender, de forma pontual, os hábitos alimentares da criança, sua rotina (ou ausência de rotina), local em que realiza as refeições (casa, escola, carro, casa de parentes, restaurantes, etc.), número de refeições por dia, itens alimentares oferecidos e aceitos, consumo de alimentos industrializados, fidelização ou não de marcas, quantidade alimentar consumida, volume de líquidos aceitos, volume de lácteos, adição de complementos vitamínicos e calóricos ao leite ou refeição, formas de preparo, composição das refeições, dentre outros aspectos.

A partir desse registro alimentar, são calculados, por meio de *software* licenciado, o consumo calórico-proteico e a ingestão de micronutrientes, que norteiam várias condutas de orientação nutricional. Essa avaliação tem a finalidade de ajustar deficiências ou excessos de consumo, além de ajudar a planejar, junto com a família, uma rotina alimentar apropriada, considerando o cotidiano da criança e de sua família.

A avaliação nutricional, procedida a partir do registro alimentar preenchido, inclui os seguintes aspectos:

1. Micronutrientes: são os nutrientes essenciais para o crescimento e o desenvolvimento da criança. São indispensáveis cálcio, ferro, zinco e vitamina A. Devem ser avaliados segundo a ingestão diária recomendada (ou *Dietary Reference Intakes* [*DRI*]).
2. Macronutrientes: devem ser analisados consumos de carboidrato total (g), proteína total (g) e gordura total (g) por quilo de peso (g/kg de peso da criança). A referência para avaliação e recomendação, segundo o *Manual de alimentação*, do Departamento de Nutrologia da Sociedade Brasileira de Pediatria (SBP) (2018), é de:[1]

- carboidrato: 45 a 65% do valor energético total (VET);
- proteína: 5 a 20% do VET para crianças de 1 a 3 anos e 10 a 30% para crianças/adolescentes de 4 a 18 anos;
- gordura total: 30 a 40% VET para crianças de 1 a 3 anos e 25 a 30% para crianças/adolescentes de 4 a 18 anos. Considerar < 10% de gordura saturada, 5 a 15% de gordura poli-insaturada e restante de gordura monoinsaturada;
- fibras: utilizar a recomendação da American Dietetic Association (ADA), ou seja, 5 g de fibra + valor (g) correspondente à idade em anos da criança, a partir dos 3 anos, até um total de 25 g de fibra por dia, com limite de + 10 g.

Além disso, já que o registro alimentar fornece aos pais/cuidadores detalhes da alimentação da criança, também deve ser realizada, a partir dele, a avaliação da dinâmica alimentar, obtendo informações como:

- tempo de jejum;
- horário de sono;
- horário de alimentação;
- práticas alimentares sempre solicitadas e aceitas pela criança;
- comportamentos de aceitação ou recusa em relação à comida (diz que "não", empurra a comida, chora, vomita, fecha a boca, solicita outra preparação, sai da mesa, etc.);
- características dos alimentos aceitos e recusados;
- compartilhamento de refeições;
- quem alimenta a criança.

A Figura 1 mostra um modelo do formulário para registro alimentar e a Figura 2 apresenta um registro preenchido pelos pais de uma criança atendida no CENDA-Pensi.

No registro alimentar ilustrado na Figura 2, destacam-se informações importantes, como: longo período sem refeição (20h00 até às 11h30), comportamento de esquiva ante à refeição (enrola para comer, não gosta de comer na presença de ninguém, parte o alimento) e ausência de vários grupos alimentares.

Uso do inventário alimentar como ferramenta de avaliação nutricional

Realizar a avaliação alimentar da criança de forma quali-quantitativa é tão importante quanto investigar se há um padrão de aceitação alimentar definido ou mais prevalente, a partir de características dos alimentos que são aceitos ou não, como: cor, sabor, consistência, textura e grupo alimentar. Essa avaliação é diferencial

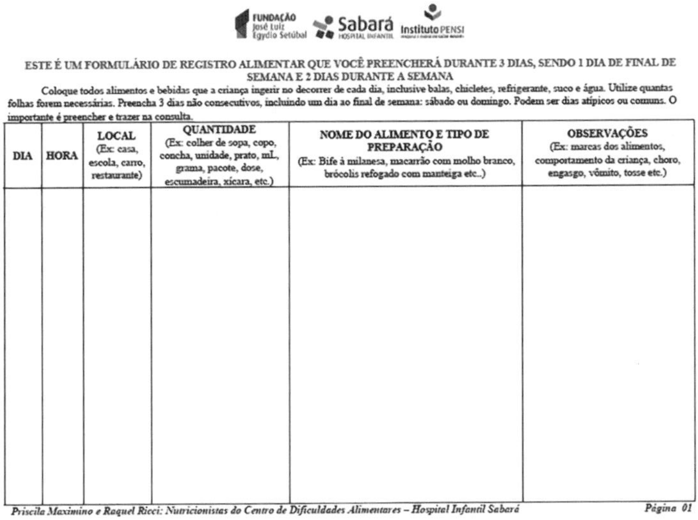

FUNDAÇÃO José Luiz Egydio Setúbal — Sabará Hospital Infantil — Instituto PENSI

ESTE É UM FORMULÁRIO DE REGISTRO ALIMENTAR QUE VOCÊ PREENCHERÁ DURANTE 3 DIAS, SENDO 1 DIA DE FINAL DE SEMANA E 2 DIAS DURANTE A SEMANA

Coloque todos alimentos e bebidas que a criança ingerir no decorrer de cada dia, inclusive balas, chicletes, refrigerante, suco e água. Utilize quantas folhas forem necessárias. Preencha 3 dias não consecutivos, incluindo um dia ao final de semana: sábado ou domingo. Podem ser dias atípicos ou comuns. O importante é preencher e trazer na consulta.

DIA	HORA	LOCAL (Ex: casa, escola, carro, restaurante)	QUANTIDADE (Ex: colher de sopa, copo, concha, unidade, prato, mL, grama, pacote, dose, escumadeira, xícara, etc.)	NOME DO ALIMENTO E TIPO DE PREPARAÇÃO (Ex: Bife à milanesa, macarrão com molho branco, brócolis refogado com manteiga etc..)	OBSERVAÇÕES (Ex: marcas dos alimentos, comportamento da criança, choro, engasgo, vômito, tosse etc.)

Priscila Maximino e Raquel Ricci: Nutricionistas do Centro de Dificuldades Alimentares – Hospital Infantil Sabará — *Página 01*

FIGURA 1. **Formulário de registro alimentar.**

Fonte: acervo pessoal das autoras e do Instituto Pensi.

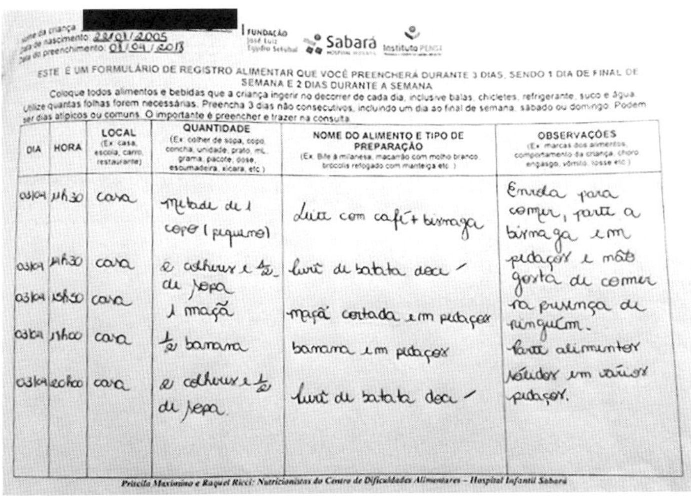

Nome da criança: [tarjado]
Data de nascimento: 28/01/2005
Data do preenchimento: 01/04/2013

FUNDAÇÃO José Luiz Egydio Setúbal — Sabará Hospital Infantil — Instituto PENSI

ESTE É UM FORMULÁRIO DE REGISTRO ALIMENTAR QUE VOCÊ PREENCHERÁ DURANTE 3 DIAS, SENDO 1 DIA DE FINAL DE SEMANA E 2 DIAS DURANTE A SEMANA

Coloque todos alimentos e bebidas que a criança ingerir no decorrer de cada dia, inclusive balas, chicletes, refrigerante, suco e água. Utilize quantas folhas forem necessárias. Preencha 3 dias não consecutivos, incluindo um dia ao final de semana: sábado ou domingo. Podem ser dias atípicos ou comuns. O importante é preencher e trazer na consulta.

DIA	HORA	LOCAL (Ex: casa, escola, carro, restaurante)	QUANTIDADE (Ex: colher de sopa, copo, concha, unidade, prato, mL, grama, pacote, dose, escumadeira, xícara, etc.)	NOME DO ALIMENTO E TIPO DE PREPARAÇÃO (Ex: Bife à milanesa, macarrão com molho branco, brócolis refogado com manteiga etc.)	OBSERVAÇÕES (Ex: marcas dos alimentos, comportamento da criança, choro, engasgo, vômito, tosse etc.)
03/04	11h30	casa	metade de 1 copo (pequeno)	leite com café + bisnaga	Enrola para comer, parte a bisnaga em pedaços e não gosta de comer na presença de ninguém.
03/04	14h30	casa	2 colheres e 1/2 de sopa	purê de batata doce	Parte alimentos sólidos em vários pedaços.
03/04	15h30	casa	1 maçã	maçã cortada em pedaços	
03/04	17h00	casa	1/2 banana	banana em pedaços	
03/04	20h00	casa	2 colheres e 1/2 de sopa	purê de batata doce	

Priscila Maximino e Raquel Ricci: Nutricionistas do Centro de Dificuldades Alimentares – Hospital Infantil Sabará

FIGURA 2. **Exemplo de registro alimentar preenchido pelos pais de uma criança atendida no CENDA-Pensi.**

Fonte: acervo pessoal das autoras.

no tratamento da criança com DA, pois permite a elaboração de um acompanhamento altamente individualizado.

O inventário alimentar é um formulário de uso clínico, desenvolvido pela nutricionista Priscila Maximino, do CENDA-Pensi, para uso no serviço, bastante útil para conhecer a qualidade e a variedade dos alimentos consumidos pela criança, assim como para observar as características desses alimentos.[2]

Os pais/cuidadores são orientados a preencher o inventário alimentar (conforme modelo da Figura 3) e entregá-lo na primeira consulta, classificando os alimentos da seguinte forma:

- alimentos que a criança aceita;
- alimentos que a criança já aceitou, mas não aceita mais;
- alimentos que a família oferece, mas a criança rejeita completamente.

LISTA DOS ALIMENTOS

ALIMENTOS QUE ACEITA (INDEPENDENTEMENTE DA QUANTIDADE)	ALIMENTOS QUE JÁ PROVOU, MAS NÃO COME MAIS (DEIXOU DE COMER)	ALIMENTOS QUE A FAMÍLIA OFERECE, MAS REJEITA TOTALMENTE

FIGURA 3. **Inventário alimentar.**

Fonte: Ribeiro et al., 2018.[2]

As Figuras 4 e 5 mostram formulários preenchidos por pais/cuidadores de crianças atendidas no CENDA-Pensi.

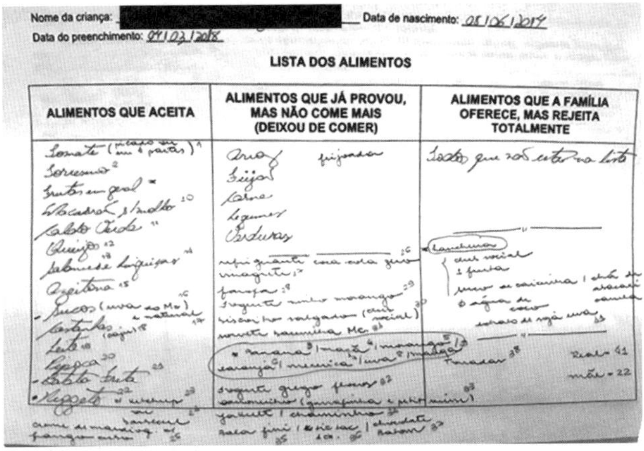

FIGURA 4. **Exemplo de inventário alimentar preenchido por pais de criança atendida no CENDA-Pensi.**

Fonte: acervo pessoal das autoras.

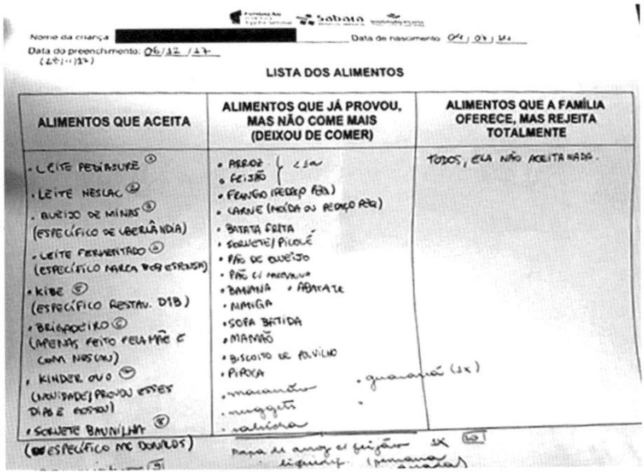

FIGURA 5. **Exemplo de inventário alimentar preenchido por pais de criança atendida no CENDA-Pensi.**

Fonte: acervo pessoal das autoras.

Após o uso clínico do inventário alimentar durante a avaliação nutricional da criança, é possível identificar as características dos alimentos consumidos. A partir de então, os alimentos podem ser classificados conforme mostra a Tabela 2.

Em razão da presença de muitos alimentos industrializados no repertório das crianças brasileiras, a classificação da Agência Nacional de Vigilância Sanitária (Anvisa) é uma boa opção para obter mais informações a respeito dos alimentos.

Os dados sobre as características de consumo obtidos por meio do inventário alimentar permitem enxergar se há um padrão entre os alimentos que a criança aceita consumir. Por exemplo, uma criança que tem como preferência de consumo produtos de panificação e biscoitos, classificados como alimentos brancos/amarelos de sabor doce ou salgado, consistência sólida e textura sólida dura solúvel, tem mais chance de aceitar outros alimentos com características semelhantes. Dessa forma, as orientações nutricionais para essa criança devem considerar essas características.

Além de ser útil para o mapeamento das características e das rotinas alimentares, tanto o registro como o inventário alimentar são de grande valia também para a família, que tem a oportunidade de interpretar as próprias queixas alimentares. Ao escrever todos os alimentos que a criança come, muitos pais se surpreendem e passam a entender melhor o repertório alimentar de seu filho.

TABELA 2. **Categorização dos alimentos.**

Sabor	Doce Salgado Azedo Amargo *Umami*
Cor	Branco/amarelo/alaranjado Marrom Vermelho/rosa/roxo Verde
Consistência[3]	Líquida Pastosa homogênea Pastosa heterogênea Branda Sólida
Textura[4]	Escorregadia/purê liso Purê liso com pedaços redondos Naturalmente macia Sólida dura solúvel Dura não solúvel Fibrosa e mastigável ou pegajosa
Grupo alimentar[5]	Leite e produtos lácteos Óleos e gorduras Frutas Hortaliças Doces, guloseimas e sobremesas Cereais ou produtos à base de cereais Produtos de panificação e biscoitos Carnes e produtos cárneos Pescados e produtos de pesca Ovos e derivados Açúcar e mel Sopas e caldos Molhos e condimentos Bebidas Alimentos para fins especiais Tubérculos Leguminosas Oleaginosas

Avaliação do estado nutricional

Uma alimentação adequada deve atender às demandas nutricionais de acordo com cada fase da vida e promover o crescimento e o desenvolvimento adequados. Conforme o grau de complexidade da DA, da recusa alimentar e da permanência do quadro, a criança pode apresentar alterações no seu estado nutricional, que se refletem nas curvas de crescimento e peso, seja para mais ou para menos. Por isso, é fundamental a avaliação antropométrica atual, incluindo a interpretação dos dados cronologicamente.

Em resumo, as características do ganho de peso e de estatura para crianças são:

- Velocidade de ganho de peso:
  - estima-se que o peso triplique do nascimento até 1 ano de idade;
  - ganho de 2 a 3 kg nos anos subsequentes.
- Velocidade de ganho de comprimento/estatura:
  - estima-se um ganho médio de 25 cm até 1 ano de idade;
  - aumento de cerca de 13 cm até complementar 2 anos;
  - aumento de cerca de 8 cm até os 3 anos;
  - aumento de 6 a 8 cm até o período de estirão.

Os *softwares* Anthro (para crianças de zero a 4 anos e 11 meses) e Anthro Plus (a partir de 5 anos completos até 19 anos e 11 meses), da Organização Mundial da Saúde (OMS), são utilizados no serviço do CENDA e estão disponíveis gratuitamente no site da OMS (https://www.who.int/childgrowth/software/en/). Ambas as plataformas permitem a avaliação antropométrica da criança a partir da inclusão obrigatória dos seguintes dados: data de nascimento, sexo, data da visita (consulta), peso, estatura/comprimento e perímetro cefálico.[6]

Anthro e AnthroPlus, da OMS

- Peso para o comprimento/a estatura: dimensiona a proporcionalidade da criança, ou seja, o quão adequado à média (escore Z 0) o peso atual da criança está para seu comprimento atual. É importante considerar que o p50 ou escore Z 0 não é uma meta ou o ideal; apenas indica a média. Deve-se considerar fora de referência/normalidade valores abaixo de escore Z -2 (magreza) para todas as crianças e acima de escore Z +2 (sobrepeso) e +3 (obesidade) para crianças abaixo de 5 anos de idade. Para crianças com 5 ou mais anos, as referências de sobrepeso e obesidade são escore Z +1 e +2, respectivamente, sendo +3, obesidade grave. Ressalta-se que, para uma avaliação real, é preciso plotar todos os dados anteriores da criança para a construção das curvas, de preferência do nascimento até a última avaliação.
- Peso para a idade: avalia a adequação a partir de dados de referência de peso para a idade. As referências encontram-se na Tabela 3, reproduzida a partir do manual *Avaliação nutricional da criança e do adolescente*, do Departamento de Nutrologia da Sociedade Brasileira de Pediatria (SBP) (2009).[7]
- Estatura para a idade: avalia a adequação a partir de dados de referência de estatura para a idade.
- Índice de massa corporal (IMC) para a idade: avalia a adequação a partir de dados de referência de IMC para a idade.

TABELA 3. **Classificação de índices antropométricos.**

VALORES CRÍTICOS		ÍNDICES ANTROPOMÉTRICOS						
		CRIANÇAS DE 0 A 5 ANOS INCOMPLETOS				CRIANÇAS DE 5 A 10 ANOS INCOMPLETOS		
		Peso para idade	Peso para estatura	IMC para idade	Estatura para idade	Peso para idade	IMC para idade	Estatura para idade
< Percentil 0,1	< Escore z -3	Muito baixo peso para a idade	Magreza acentuada	Magreza acentuada	Muito baixa estatura para a idade	Muito baixo peso para a idade	Magreza acentuada	Muito baixa estatura para a idade
≥ Percentil 0,1 e < percentil 3	≥ Escore z -3 e < escore z -2	Baixo peso para a idade	Magreza	Magreza	Baixa estatura para a idade	Baixo peso para a idade	Magreza	Baixa estatura para a idade
≥ Percentil 3 e < percentil 15	≥ Escore z -2 e < escore z -1	Peso adequado para a idade	Eutrofia	Eutrofia	Estatura adequada para a idade[b]	Peso adequado para a idade	Eutrofia	Estatura adequada para a idade[b]
≥ Percentil 15 e ≤ percentil 85	≥ Escore z -1 e ≤ escore z +1							
> Percentil 85 e ≤ percentil 97	> Escore z +1 e ≤ escore z +2		Risco de sobrepeso	Risco de sobrepeso			Sobrepeso	
> Percentil 97 e ≤ percentil 99,9	> Escore z +2 e ≤ escore z +3	Peso elevado para a idade[a]	Sobrepeso	Sobrepeso		Peso elevado para a idade[a]	Obesidade	
> Percentil 99,9	> Escore z +3		Obesidade	Obesidade			Obesidade grave	

Fonte: OMS, 2006.[6]

a. Uma criança classificada na faixa de peso elevado para idade pode ter problemas de crescimento, mas esse não é o índice antropométrico mais recomendado para a avaliação de excesso de peso entre crianças. Essa situação deve ser avaliada pela interpretação dos índices de peso para estatura ou IMC para idade.
b. Uma criança classificada na faixa de estatura para idade acima do percentil 99,9 (escore z +3) é muito alta, mas isso raramente representa um problema. Contudo, alguns casos correspondem a disfunções endócrinas e tumores. Se houver essa suspeita, a criança deve ser encaminhada para atendimento especializado.
Nota: a OMS apresenta referências de peso para estatura apenas para menores de 5 anos pelo padrão de crescimento de 2006. A partir dessa idade, deve-se utilizar o IMC para idade na avaliação da proporção entre peso e estatura da criança.

Apesar de haver correlação entre escore Z e percentil, como mostra a Figura 6, retirada do manual *Avaliação nutricional da criança e do adolescente*, da SBP (2009),[7] é aconselhável, tanto para avaliação pontual (dia da consulta) quanto para a avaliação ponderal dos dados antropométricos, realizar a análise e a avaliação antropométrica da criança a partir de valores em escore Z.

O escore Z, que é dado em valores absolutos (p.ex., -2,3; -0,3; +3,4), permite uma avaliação do acompanhamento de forma precisa, principalmente quando se trata de casos extremos (magreza e obesidade). Isso não acontece com a avaliação por percentil, visto que não é possível quantificar o grau da melhora ou piora do diagnóstico nutricional de uma criança que se encontra acima de 99,9 ou abaixo do 0,1 de percentil.

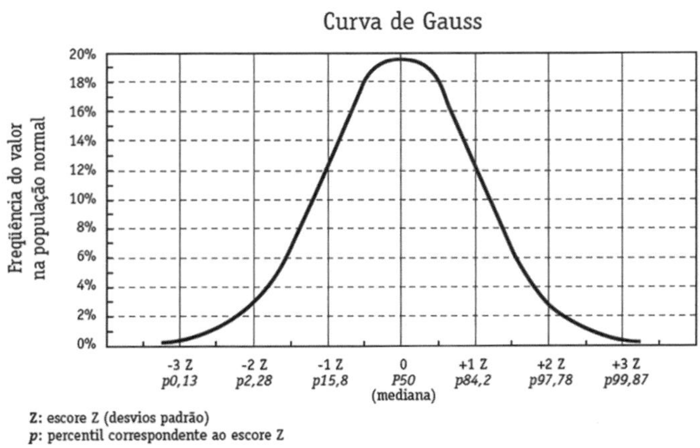

FIGURA 6. **Curva de Gauss.**

Fonte: SBP, 2009.[7]

Exemplificando – Caso clínico

Menino de 10 anos de idade com obesidade grave (ou seja, p > 99,9 ou escore Z +3) vem apresentando perda controlada de peso e adequado crescimento nas seis consultas de acompanhamento realizadas, mas ainda se mantém no mesmo diagnóstico nutricional (obesidade). A Tabela 4 mostra como ficam esses dados em percentil e em escore Z.

TABELA 4. **Dados antropométricos de acompanhamento do paciente.**

Acompanhamento	Percentil	Escore Z
1ª consulta: 62 kg – 141 cm	p > 99,9	IMC/idade: +4,09
2ª consulta: 61,5 kg – 141,4 cm	p > 99,9	IMC/idade: +3,95
3ª consulta: 61,5 kg – 142 cm	p > 99,9	IMC/idade: +3,85
4ª consulta: 61,1 kg – 142,5 cm	p > 99,9	IMC/idade: +3,71
5ª consulta: 60 kg – 143 cm	p > 99,9	IMC/idade: +3,52
6ª consulta: 59 kg – 144 cm	p > 99,9	IMC/idade: +3,27
7ª consulta: 58,5 kg – 146 cm	p > 99,9	IMC/idade: +3,01

Como é possível observar, em percentil não há mensuração do grau de queda na curva, a não ser que os valores sejam observados eletronicamente, por meio de um *software* (Figuras 7 e 8). Já em escore Z, essa mesma criança, que no início do tratamento era +4,09 de IMC/idade, passa a ser +3,01, ou seja, houve queda de um desvio-padrão. É possível comparar a queda em curva antropométrica de forma mais específica, como pode ser observado nas Figuras 9 a 11.

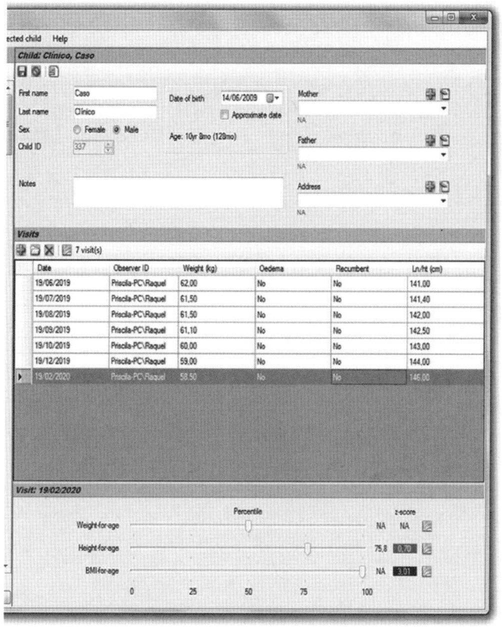

FIGURA 7. **Dados antropométricos inseridos no *software* AnthroPlus, da OMS.**

Fonte: OMS, 2021.[8]

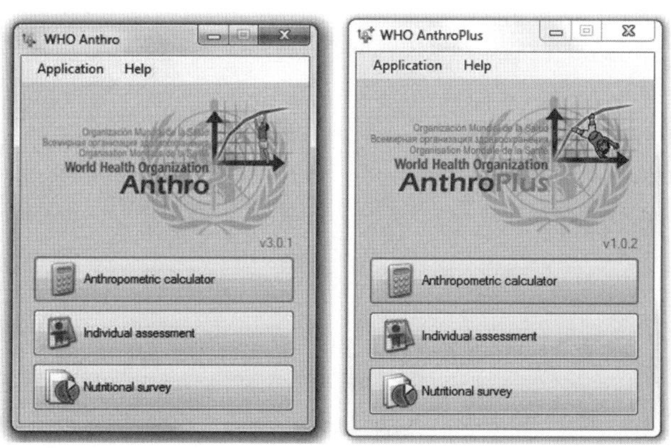

FIGURA 8. **Interface do *software* AnthroPlus, utilizado para avaliação e construção das curvas antropométricas.**

Fonte: OMS, 2021.[8]

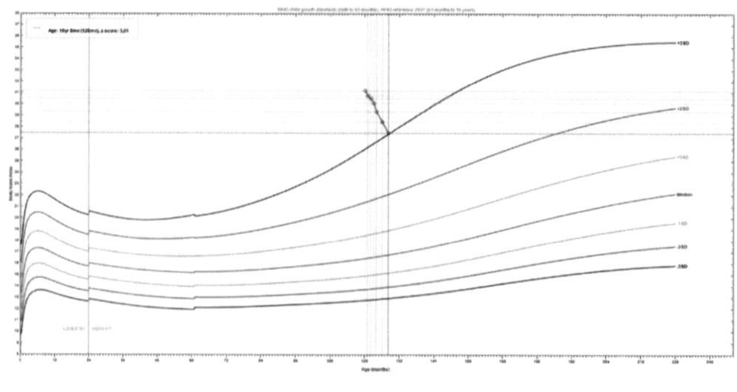

FIGURA 9. **Apresentação da curva de IMC/idade em escore Z.**

Fonte: OMS, 2021.[8]

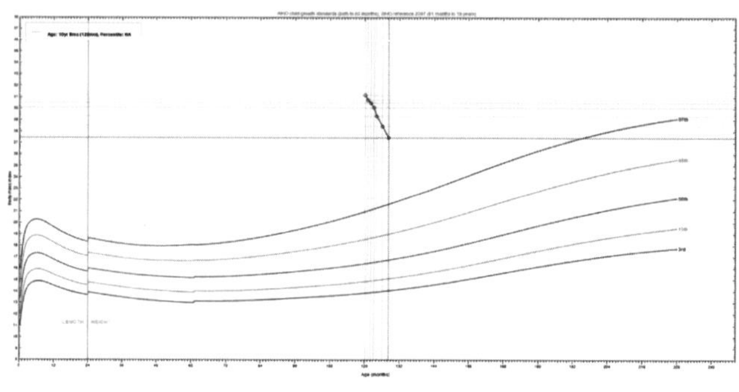

FIGURA 10. **Apresentação da curva de IMC/idade em percentil.**

Fonte: OMS, 2021.[8]

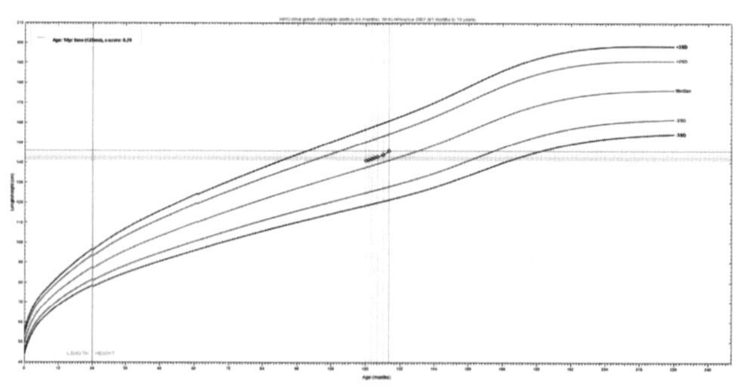

FIGURA 11. **Apresentação da curva de estatura/idade em escore Z.**

Fonte: OMS, 2021.[8]

Para uma avaliação completa, a fim de obter uma estimativa da gordura corporal total, também devem ser mensuradas:

- circunferência abdominal;
- circunferência de cintura;
- circunferência do braço;
- dobras cutâneas bicipital, tricipital, subescapular e suprailíaca.

Dinâmica alimentar

A terceira e última parte da anamnese nutricional refere-se a entender a dinâmica alimentar da criança e, consequentemente, da família e da escola, ou seja, entender como e onde a criança com DA se alimenta e como é essa experiência para ela e para as pessoas em seu entorno. Espera-se que o ambiente proporcione um momento de tranquilidade, curiosidade e autonomia diante da comida, mas sabe-se que, com muita frequência, crianças com DA experienciam ambientes conturbados, estressantes e pouco estimulantes.

É comum que essas crianças comam em locais e situações inadequadas, como quarto, chão, andando pela casa, em cima da mesa, em cima da máquina de lavar, dentro do tanque, resmungando ou chorando, etc. A anamnese da dinâmica alimentar inclui questões que permitem avaliar o ambiente de alimentação da criança e descobrir se existe um ambiente na casa ou em outros locais que ela frequenta que seja destinado a essa prática rotineiramente, além de abordar a experiência de se alimentar e ser alimentado.

Tais dados podem ser obtidos por meio de uma conversa investigativa, mas não interrogatória. Perguntas amplas (p.ex.: "Como é o dia a dia alimentar da criança?" ou "Conte-me o que acontece na hora do almoço, por exemplo?") são formas de abordar o assunto de maneira mais leve, possibilitando a coleta de muitas informações.

Deve-se procurar entender como se dão as seguintes questões:

- Quantas refeições a criança realiza em casa e fora de casa?
- Quem acompanha a criança quando ela se alimenta?
- Ela come sozinha ou ao mesmo tempo que outras pessoas?
- Se come acompanhada, os alimentos servidos são os mesmos?
- Há mudança do comportamento da criança com diferentes cuidadores/acompanhantes?
- Como é a relação da criança com cada cuidador e como isso reflete seu comportamento (para pior ou melhor)?
- A alimentação é oferecida de maneira forçada?
- Qual o nível de estresse do cuidador no momento de refeição?
- Onde a criança se alimenta?
- Como a criança se alimenta: com auxílio do adulto? Sozinha? Com o uso de talher? Com as mãos?
- Há substituição de refeições quando algo planejado é recusado?

Incluir essas questões durante o atendimento, em um formato descontraído e sem que pareça uma entrevista ou questionário, bem como em momento adequado, além de prudente, é de grande valia para o sucesso da consulta.

Há casos em que não é possível coletar todas as informações durante o atendimento por diversas razões, como:

- Presença de somente um responsável pela criança, o que dificulta prolongar o tempo de consulta com a presença da criança, que precisa de atenção. Muitas vezes, é necessário dividir a anamnese ou enviar por uma parte das questões por *e-mail*.
- Opção dos pais/cuidadores por não falar sobre os problemas enfrentados na presença da criança, preferindo voltar sozinhos em outro momento.
- Mães que se emocionam e choram durante a consulta, ficando, comumente, esgotadas demais para a continuidade das perguntas.
- Situações conflituosas, como divergência das respostas dos pais diante das perguntas. Nesses casos, é recomendável uma interrupção não abrupta, para que a consulta possa terminar com sintonia agradável.
- Pais não conhecedores da rotina alimentar dos filhos. Nesses casos, é preciso abordar a pessoa responsável (p.ex., babás, avós) para que as informações necessárias sejam devidamente coletadas.
- O comportamento e o bem-estar da criança devem ser prioridade no serviço, porém, é importante lembrar que, nessa faixa etária, podem ocorrer imprevistos relacionados à saúde e ao comportamento da criança. Algumas crianças passam mal no carro, no trajeto até o consultório, e, durante toda a consulta, permanecem irritadas e/ou vomitam; choram muito na realização do exame físico; solicitam a atenção dos pais a todo momento, etc. Todos esses imprevistos interferem na execução da consulta.

REFERÊNCIAS

1. Sociedade Brasileira de Pediatria (SBP). Departamento de Nutrologia. Manual de alimentação: da infância à adolescência. 4.ed. São Paulo: SBP, 2018. 172 p.
2. Ribeiro LW, Ricci R, Maximino P, Machado RHV, Bozzini AB, Ramos CC et al. Uso clínico do inventário alimentar para identificação do sub-relato materno sobre ingestão alimentar em crianças: experiência de centro de referência brasileiro. Nutr Clín Diet Hosp. 2018;38(1):81-89.
3. Amaral ACF, Rodrigues LA, Furlan RMMM, Vicente LCC, Motta AR. Fonoaudiologia e nutrição em ambiente hospitalar: análise de terminologia de classificação das consistências alimentares. CoDAS 2015;27(6):541-549.
4. Cichero JA, Lam P, Steele CM, Hanson B, Chen J, Dantas RO et al. Development of international terminology and definitions for texture-modified foods and thickened fluids used in dysphagia management: the IDDSI framework. Dysphagia. 2017 Apr;32(2):293-314. doi.org/10.1007/s00455-016-9758-y.
5. Agência Nacional de Vigilância Sanitária (Anvisa). Consolidado da Legislação Brasileira Organizada Por Categoria de Alimento. Disponível em: <http://portal.anvisa.gov.br/aditivos-alimentares-organizada-por-categoria-de-alimentos>. Acesso em: 27 jun. 2019. [indisponível em 10 jun. 2021. Alternativa disponível em: <https://www.alimentosonline.com.br/index.php?action=vqfrNqZNVXbpyq8rPMKcaM21qYwLVA&artigo_id=4188>].
6. Organización Mundial de la Salud (OMS). Curso de capacitación sobre la evaluación del crecimiento del niño. Versión 1, Noviembre 2006. Ginebra: OMS, 2006.
7. Sociedade Brasileira de Pediatria (SBP). Departamento de Nutrologia. Avaliação nutricional da criança e do adolescente: manual de orientação. São Paulo: Sociedade Brasileira de Pediatria/Departamento de Nutrologia, 2009.

8. World Health Organization (WHO)/Organização Mundial da Saúde (OMS). Child growth standards. Disponível em: <https://www.who.int/childgrowth/software/en/>. Acesso em: 18 mar. 2021.

4

Avaliação fonoaudiológica da criança com dificuldades alimentares

Claudia de C. Ramos

PROTOCOLO DO FONOAUDIÓLOGO

Crianças com problemas de alimentação podem apresentar alguma condição médica, problema motor oral, desordem sensorial ou questão comportamental envolvida na queixa alimentar. Muitas vezes, é a combinação de várias situações que afeta a habilidade da criança em se alimentar.

Quando a criança não come, é necessário estruturar um enfoque holístico, no qual a presença do fonoaudiólogo é importantíssima para o diagnóstico e o acompanhamento da criança com dificuldade alimentar (DA).

Existem diversos modelos de atendimento e de formação de equipes multidisciplinares, que variam de país para país; porém, em todos eles, o fonoaudiólogo é um profissional que sempre contribui de forma significativa no atendimento da criança com DA.

Este capítulo contém informações acerca do diagnóstico e do acompanhamento da criança com DA realizados pela equipe de fonoaudiologia do Centro de Excelência em Nutrição e Dificuldades Alimentares do Instituto Pensi, as quais poderão ser utilizadas por profissionais nos mais diferentes locais de trabalho.

Para discutir a avaliação fonoaudiológica na DA, é preciso refletir sobre a avaliação e o tratamento dos problemas de motricidade orofacial *versus* problemas de alimentação. Embora se sobreponham, ambos os campos de atuação são diferentes e requerem treinamentos específicos pelo fonoaudiólogo que se propõe a atuar nessas áreas.

Quem os avalia e quem os trata, afinal?

Motricidade orofacial (MO) é o campo da fonoaudiologia voltado para estudo, pesquisa, prevenção, avaliação, diagnóstico, desenvolvimento, habilitação, aperfeiçoamento e reabilitação dos aspectos estruturais e funcionais das regiões orofacial e cervical. Dentre outros aspectos, a atuação do fonoaudiólogo nesse campo envolve:

- modificações estruturais e/ou miofuncionais associadas aos problemas de fala, sucção, respiração, mastigação e deglutição;
- problemas relacionados às disfunções mecânicas e neurológicas da deglutição e suas consequências;
- demais alterações e/ou modificações correlatas às funções orofaciais e à motricidade orofacial, descritas na Resolução CFFa n. 363/2009.[1]

O fonoaudiólogo realiza a promoção e a prevenção da saúde do sistema miofuncional orofacial por meio das funções de respiração, sucção, mastigação, deglutição e fala ao longo do desenvolvimento infantil e desde o período neonatal, e é responsável pelo diagnóstico e pela intervenção nas alterações tanto de causa congênita como adquirida.

Enquanto o atendimento das alterações de motricidade orofacial é de escopo exclusivo do fonoaudiólogo, o atendimento terapêutico da DA pode ser realizado também pelo terapeuta ocupacional e, em alguns serviços, pelo psicólogo comportamental ou nutricionista, sem excluir a necessidade da avaliação fonoaudiológica.

Dada a natureza transversal da DA, os problemas alimentares exigem uma abordagem transdisciplinar. Assim, o fonoaudiólogo atua nessa área de modo integrado com diferentes especialidades médicas (otorrinolaringologia, pediatria, alergologia, neurologia, gastroenterologista, endocrinologia, genética, pneumologia, entre outras) e odontológicas e de modo interdisciplinar com as áreas de fisioterapia, nutrição, terapia ocupacional, psicologia, entre outras. Os vários profissionais atuam em conjunto, mas todos têm seus papéis bem definidos.

Dificuldades de alimentação demandam profissionais com treinamento específico na área. É importante entender os diversos modelos existentes, as similaridades, as diferenças, o que os profissionais discutem sobre seus papéis e suas atribuições nessa problemática complexa que é a da alimentação.

Avaliar e tratar problemas de motricidade e funções orofaciais não é o mesmo que avaliar e tratar problemas de alimentação;

existem diferenças e similaridades que podem causar confusão para pais e profissionais. O fonoaudiólogo pode atuar em ambas as áreas e é importante lembrar que, muito embora se sobreponham, elas se incluem, mas não se limitam (Figura 1).

ALIMENTAÇÃO: CONCEITOS BÁSICOS

A alimentação é um processo complexo e inter-relacionado, e não um processo único. Pode ser compreendida como: (1) uma atividade da vida diária (AVD), que começa com o nascimento, já que envolve ações motoras para levar o alimento até a boca; (2) uma função neurovegetativa; e (3) um sistema que envolve o crescimento e o desenvolvimento das estruturas orofaciais, a ingesta adequada e segura de consistências e sabores, e a

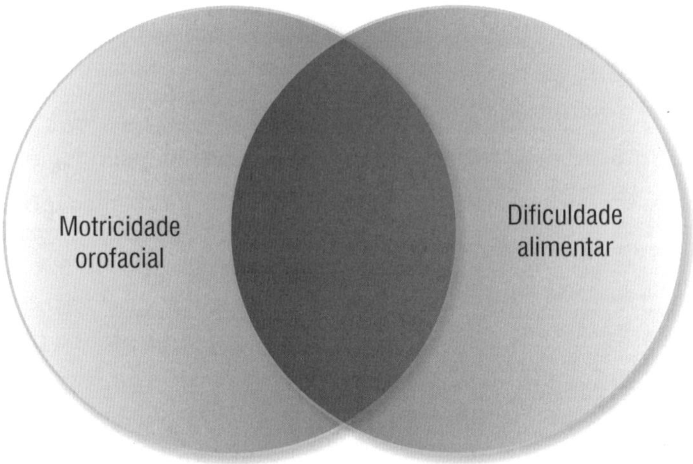

FIGURA 1. **Diagrama de práticas do fonoaudiólogo na motricidade orofacial e na dificuldade alimentar.**

funcionalidade do sistema estomatognático. Além disso, abarca aspectos afetivos e sociais, uma vez que é também uma maneira propícia para trocas afetivas e linguísticas na relação mãe-filho, que se inicia no período de amamentação e continua por todo o processo de alimentação.

O índice de Barthel é uma das escalas mais utilizadas para a avaliação da independência funcional e mobilidade. Ele mede o desempenho do indivíduo em dez AVD, divididas em 2 grupos, sendo que o primeiro grupo inclui as atividades de autocuidado, entre elas, a alimentação.

Já o Departamento de Motricidade e Funções Orofaciais da Sociedade Brasileira de Fonoaudiologia (SBFa) estabelece que as funções orais são funções neurovegetativas, designadas como sucção, respiração, deglutição e mastigação.

O fonoaudiólogo, além de avaliar as AVD, deve estar habilitado a avaliar e tratar as alterações dessas funções neurovegetativas.

Reitera-se que, por ser uma valiosa oportunidade de convívio social, alterações alimentares vão muito além do ato de se alimentar, podendo causar disfunções nutricionais, estruturais, afetivas e sociais na vida da criança.

Assim, para avaliar e acompanhar as alterações de alimentação infantil, é preciso compreender o ritmo do seu desenvolvimento[2] (Tabelas 1 e 2).

O setor de fonoaudiologia, estabelecido desde 2013 como parte do CENDA, baseia-se, adicionalmente, em uma literatura especializada no tema, que descreve o desenvolvimento alimentar infantil sob vários pontos de vista que se completam.

TABELA 1. **Desenvolvimento da alimentação infantil: principais habilidades e marcos de alimentação observados.**

0 a 6 meses	Presença dos reflexos de procura e sucção O reflexo de procura começa a desaparecer entre 3 e 6 meses
	Entre 2 e 3 meses, a língua passa a se mover mais dentro da boca em razão do aumento da cavidade oral, e o bebê começa a juntar as mãos no centro do corpo
	Entre 3 e 4 meses, há uma melhora na coordenação entre sucção, deglutição e respiração; nessa fase, o bebê já reconhece o seio materno ou a mamadeira e é capaz de apoiar as mãos sobre eles, conseguido segurá-los por volta dos 5 meses
	O reflexo de gag (reflexo faríngeo) começa a ser controlado entre 4 e 6 meses Com o aumento da cavidade oral, há uma maior e mais controlada movimentação de estruturas como mandíbula, língua e lábios, com mudança no padrão de sucção e deglutição e início da dissociação dos movimentos Há diminuição das bolsas de gordura e aumento da movimentação de bochechas
5 a 12 meses	O reflexo de sucção começa a desaparecer gradativamente entre 6 e 12 meses
	Aparecimento de sequências de sucção/deglutição/respiração mais longas
	Aprende a beber no copo aberto entre 5 e 7 meses e no canudo até 12 meses. Presença de abertura ampla da mandíbula inicialmente durante o uso do copo aberto (5 a 7 meses) e aquisição de controle gradativo (6 a 8 meses) Aparecimento de grupos de sucção contínua durante o uso desses utensílios (6 a 12 meses)
	Reflexo de gag localizado no terço posterior da língua (entre 6 e 9 meses)
	Introdução dos primeiros alimentos (entre 5 e 7 meses)
	Entre 6 e 7 meses, o bebê olha para a colher e abre a boca, porém, há pouca movimentação de lábios Por volta dos 8 meses, o lábio superior se torna ativo o suficiente para retirar a comida da colher

(continua)

TABELA 1. **Desenvolvimento da alimentação infantil: principais habilidades e marcos de alimentação observados.** *(continuação)*

5 a 12 meses	Entre 6 e 8 meses, o bebê já consegue segurar o alimento com a mão Entre 8 e 9 meses, já passa o alimento de uma mão para outra
	Os primeiros incisivos centrais superiores aparecem entre 5 e 9 meses; os incisivos centrais inferiores, entre 6 e 10 meses; os incisivos laterais superiores, entre 8 e 10 meses; os incisivos laterais inferiores, entre 7 e 20 meses
	O controle do reflexo de mordida e o aparecimento de maior movimentação diagonal da mandíbula surge entre 5 e 9 meses
	Os movimentos de mandíbula durante a mordida e a mastigação começam a se adequar à forma e ao tipo de comida, bem como os lábios e as bochechas passam a conter melhor o alimento durante a mastigação a partir dos 6 meses
	Por volta dos 6 meses, tem início a dissociação da movimentação de língua e mandíbula quando o bebê move a língua lateralmente em direção aos alimentos (movimentação transversal)
	Por volta dos 7 meses, o bebê inicia os movimentos de língua em direção aos alimentos colocados ao lado da área da gengiva, com um movimento de rotação (movimentação rotatória)
	Desenvolvimento do controle sobre o reflexo lateral da língua entre 6 e 8 meses
	Por volta dos 9 meses, o bebê já segura uma colher e imita movimentos de mexer
	Por volta dos 9 meses, começa a pegar os alimentos usando o movimento de pinça, com o polegar e os dedos
	A partir dos 9 meses, já é possível observar um aumento considerável e um refinamento da movimentação lateral da língua
12 a 24 meses	Os reflexos da língua vão desaparecendo ao longo do segundo ano de vida, desparecendo por completo até os 24 meses
	Mandíbula, lábios e língua continuam refinando seus movimentos entre 12 e 15 meses, sendo possível observar o movimento independente de diferentes partes de cada estrutura (ponta de língua começa a se mover de forma independente, movimentação independente de cantos dos lábios, etc.); com isso, o desenvolvimento de um padrão mais maduro de deglutição passa a ser aos observado Os lábios começam a se fechar durante a deglutição entre 12 e 15 meses

(continua)

TABELA 1. **Desenvolvimento da alimentação infantil: principais habilidades e marcos de alimentação observados.** *(continuação)*

12 a 24 meses	Até 15 meses, o bebê já consegue remover comida do lábio inferior com os dentes incisivos centrais superiores e já consegue morder com mais facilidade Entre 14 e 16 meses, aparecem os primeiros molares
	Por volta de 15 meses, os bebês que utilizam mamadeira estarão prontos para trocá-la por outro utensílio (p.ex., copo, copo com tampa, canudo, etc.) em alguns momentos
	Entre 12 e 15 meses, o bebê está apto a segurar um copo ou um copo com alças e beber sozinho, ainda podendo derramar seu conteúdo Já consegue colocar pedaços de comida dentro de potes Começa a comer sozinho com a colher, podendo derrubar no trajeto até a boca Início do uso de utensílios para a alimentação independente
	Entre 15 e 18 meses, já é possível observar uma movimentação rotatória diagonal de mandíbula mais refinada durante a mastigação, com os lábios mais ativos durante a função
	Lábios, bochechas e mandíbula já trabalham de forma independente a partir de 18 meses
	A partir dos 18 meses, o bebê possui um bom controle de deglutição e já consegue mastigar com lábios ocluídos
	Por volta de 20 meses, já é possível observar maior estabilidade da mandíbula, podendo ainda morder a borda do copo enquanto bebe, o que diminui à medida que a estabilidade aumenta Por volta dos 24 meses, já é capaz de usar os lábios na borda do copo
	Os segundos molares inferiores podem surgir entre 20 e 24 meses; os superiores, depois de 24 meses Toda a primeira dentição estará completa até os 30 meses, o que ajudará no desenvolvimento total da estabilidade de mandíbula
	Por volta de 24 meses, o bebê terá desenvolvido e amadurecido padrões motores orais que permitirão uma alimentação variada e independente O processo é contínuo e não termina com o fim do segundo ano, podendo ser observadas mudanças ao longo dos próximos meses

TABELA 2. **Padrão esperado de habilidades alimentares para crianças até 24 meses.**[4]

Habilidades alimentares até 2 anos de idade	Padrão de normalidade
Idade na transição aleitamento materno → alimentação complementar → alimentação da família	6 meses: aleitamento materno → alimentação complementar
	12 meses: alimentação complementar → alimentação da família
Habilidades de autoalimentação e uso de utensílios (copo, mamadeira, colher e garfo)	A partir de 9 meses: *finger food* (porções que possam ser manuseadas com as mãos) A partir de 18 meses: uso de colher e garfo
	A partir de 6 meses: uso de copo A habilidade desenvolve-se até os 24 meses de vida
	Canudos: a partir de 9 meses
	Mamadeira (só para leite): até 12 meses. Padrão maduro de habilidade para o copo aos 24 meses
Hábito de levar objetos à boca	A partir de 4 a 5 meses
Posição no momento das refeições	Até 3 meses: posições variadas que garantam o conforto necessário à mãe e ao bebê durante a amamentação/uso de mamadeira
	A partir de 6 a 7 meses: cadeirão ou cadeira adaptada, ambos a 90 graus
	A partir de 18 meses: assento adaptado para a cadeira de adulto ou pequena cadeira e mesa infantil

Dentre as publicações que o CENDA utiliza e que pode ajudar muitos profissionais na jornada em busca de informações e aperfeiçoamento, estão:

- *Pré-feeding skills*, de Morris e Klein (2000):[3] o livro inclui informações fundamentais sobre o desenvolvimento normal da alimentação, bem como sobre fatores limitantes que a influenciam. Explora exaustivamente os princípios de avaliação e tratamento, testes de diagnóstico de suporte, influências gastrointestinais e sensoriais na alimentação, autismo e limitações das habilidades motoras orais, abordando como esses aspectos influenciam nas refeições.
- *A sensory motor approach to feeding*, de Overland e Merkel-Walsh (2013):[5] esse livro abrange o processamento sensorial e o desenvolvimento de habilidades motoras orais necessárias para a avaliação da alimentação e para a terapia alimentar; também possui uma revisão de vocabulário.
- *Food chaining: the proven 6-step plan to stop picky eating, solve feeding problems, and expand your child's diet*, de Cheri Fraker et al. (2007):[6] o livro ajuda a identificar as razões que envolvem os hábitos alimentares das crianças. Importante para a avaliação e o acompanhamento da criança com DA, tem informações úteis sobre alergias alimentares comuns, condições médicas e sensoriais, e listas de cadeias alimentares, bem como um programa de pré-encadeamento de alimentos.
- *Nobody ever told me (or my mother) that! Everything from bottles and breathing to healthy speech development*, de Bahr (2010):[7] traz explicações de forma prática e simplificada,

abordando desde massagens faciais a atividades sensório-motoras, com foco no bom desenvolvimento oral e da fala, desde o nascimento até os 8 anos de idade. O livro é útil tanto para os profissionais de saúde quanto para os pais.

- *Feed your baby and toddler right: early eating and drinking skills encourage the best development*, de Bahr (2018):[2] a maioria das habilidades de alimentação é desenvolvida nos dois primeiros anos de vida, esse livro foca no desenvolvimento da alimentação de bebês desde a amamentação.
- *Helping your child with extreme picky eating*, de Rowell e McGlothlin (2014):[8] ajuda a entender a extrema seletividade e as questões relativas à ansiedade que permeiam o ato de se alimentar à mesa.

Ainda sobre o processo de alimentação de crianças sem alterações do desenvolvimento esperado, a American Speech Language and Hearing Association (ASHA, 2018)[9] descreve a alimentação em quatro fases:

1. Fase preparatória oral: preparação do alimento ou do líquido na cavidade oral para subsequente formação do bolo alimentar, incluindo sucção, manipulação do bolo alimentar e mastigação.
2. Fase de trânsito oral: etapa de movimentação do bolo pela cavidade oral.
3. Fase faríngea: início da deglutição e movimentação do bolo pela faringe.
4. Fase esofágica: movimentação do bolo pelo esôfago em direção ao estômago, por meio dos movimentos peristálticos esofágicos.

AVALIAÇÃO DA ALIMENTAÇÃO

A avaliação da alimentação compreende a história de vida, os aspectos médicos e as condições atuais da criança; portanto, é importante entender: como a alimentação ocorreu desde o nascimento, para saber onde e quando começaram as queixas familiares e qual a experiência da família com a alimentação da criança até o momento da consulta; como a alimentação está se desenvolvendo; e das condições médicas, sempre considerando o desenvolvimento sensório-motor oral esperado e todas as habilidades de pré-alimentação necessárias para uma nutrição efetiva.

Alimentação é uma especialidade dentro de várias especialidades. Em virtude desse caráter transdisciplinar da alimentação, muitas informações em comum são colhidas pelos vários profissionais que atuam no caso. No CENDA, uma anamnese é complementar à outra, ou seja, muitas das informações que o fonoaudiólogo normalmente perguntaria aos pais são obtidas na anamnese do médico ou do nutricionista. Como nem todos os serviços contemplam uma equipe multidisciplinar, o contato com os profissionais que já avaliaram a criança é imprescindível, cumprindo com a necessidade de acompanhamento em conjunto.

Na avaliação da alimentação, é difícil distinguir uma variação normal do desenvolvimento motor oral e das habilidades de alimentação de uma alteração que necessite e se beneficie de acompanhamento e ajuda profissional especializada. Muitos critérios observados em DA incluem aspectos normais do desenvolvimento ou, então, aspectos que, apesar de atrasados, estão em processo de desenvolvimento, cuja relação com a dificuldade apresentada precisa ser relacionada. Por exemplo, a criança pode apresentar problemas motores orais, problemas sensoriais orais ou ambos, e eles podem se sobrepor às DA.

O diagnóstico assertivo é aquele que coleta e organiza observações clínicas, reúne várias partes de um todo e é capaz de fornecer as informações necessárias para um plano de ação adequado, com planejamento de tratamento a curto, médio e longo prazo.

Durante a observação da alimentação, é possível:

- reconhecer interconexões e visualizar padrões de relacionamento;
- avaliar a dinâmica alimentar com o cuidador, incluindo a postura utilizada para alimentar a criança;
- observar a relação da criança com a comida;
- verificar a presença de comportamentos evitativos, restritivos, ritualísticos e de fixação em relação aos alimentos;
- analisar a autonomia da criança;
- observar a presença de náuseas, choros, entre outras reações.

AVALIAÇÃO FONOAUDIOLÓGICA DA ALIMENTAÇÃO

De acordo com protocolo publicado por Maximino et al. (2016)[10] e as diretrizes para o atendimento multiprofissional da equipe do CENDA, cabe ao fonoaudiólogo realizar:

- entrevista (Apêndice A, no final deste capítulo);
- exame clínico;
- filmagem da execução da refeição no momento da consulta multidisciplinar (Apêndice B, no final deste capítulo).

O fonoaudiólogo que trabalha com crianças com DA realiza a avaliação das quatro fases da alimentação infantil (preparatória, de trânsito, faríngea e esofágica); porém, analisa a alimentação de forma longitudinal, ao longo dos ciclos de vida, observando outros aspectos envolvidos no seu desenvolvimento e na sua manutenção. O fonoaudiólogo, no atendimento da DA, avalia a **motricidade orofacial**, incluindo o momento da refeição.

Como já mencionado, é parte fundamental da avaliação fonoaudiológica a análise cuidadosa das funções orais, incluindo os aspectos físicos, estruturais, sensoriais e motores-orais da criança em relação à capacidade de sucção, deglutição, respiração, mordida e mastigação. É preciso observar as habilidades de comer e beber da criança com diferentes tipos de alimentos e utensílios. Também faz parte da avaliação a identificação dos indivíduos com risco para disfagia, distúrbio que dificulta ou, até mesmo, impossibilita a ingestão segura, eficiente e confortável de qualquer consistência de alimento e/ou saliva, podendo ocasionar complicações mais graves, como pneumonia aspirativa e morte.

O diagnóstico da disfagia pode envolver a necessidade de exames específicos, como o videodeglutograma, que deverá ser solicitado quando necessário. Existem diversos protocolos publicados para a avaliação de motricidade orofacial e disfagia, cabendo ao fonoaudiólogo encarregado escolher qual se adapta melhor para a sua prática e experiência clínica.

A avaliação da alimentação pelo fonoaudiólogo também engloba as dimensões nutricionais, antropométricas, coordenação motora e sensório-motoras orais – explanadas a seguir. É essencial ponderar sempre os desafios médicos e de saúde que podem influenciar as habilidades de alimentação da criança.

As necessidades nutricionais e as curvas de ganho de peso e crescimento podem ser avaliadas de 0 a 18 anos e incluem aspectos como amamentação, mamadeira, alimentação complementar, alimentação da família, utensílios e alimentação por sonda ou gastrostomia.

A coordenação motora geral do paciente é um aspecto basilar da avaliação da alimentação pelo fonoaudiólogo. Uma vez que há uma interação constante entre o tônus muscular e os movimentos da boca e dos demais sistemas, crianças sem controle adequado de tronco e pescoço não conseguem se posicionar adequadamente para serem alimentadas e precisam de apoio. É indispensável observar o posicionamento e a coordenação mão-boca para a alimentação, bem como o suporte e apoio dos pés, pois esses aspectos estão diretamente relacionados ao melhor controle dos músculos envolvidos na mastigação e deglutição durante a alimentação. Ulteriormente, é importante verificar se o posicionamento favoreceu a alimentação da criança.

O desenvolvimento das habilidades motoras orais, as alterações estruturais e as modificações que ocorrem com o crescimento e as mudanças anatômicas, que podem interferir no desenvolvimento alimentar, também precisam ser abordadas pelo fonoaudiólogo. Crianças com fissuras labiopalatinas, síndromes como a de Pierre Robin, dentre outras, precisam de adaptações para se alimentarem.

Qualquer situação que interrompa o processo de desenvolvimento esperado da alimentação pode ter um impacto nas funções sensório-motoras orais. No desenvolvimento alimentar, os períodos em que novas habilidades são apreendidas (p.ex., autonomia à mesa, uso de determinado utensílio ou introdução da alimentação sólida) são bastante sensíveis. Quando essas habilidades são introduzidas muito cedo ou tarde demais, podem ocorrer problemas sensório-motores orais. É fundamental verificar como estão ocorrendo a evolução do sistema sensório-motor oral e as adaptações necessárias para a efetiva alimentação.

No sentido amplo, é preciso compreender quais dificuldades estão interferindo com a contínua progressão em direção à competência e à eficiência das habilidades de se alimentar.

AVALIAÇÃO FONOAUDIOLÓGICA COM A FAMÍLIA

Geralmente, os pais têm uma visão negativa da alimentação dos filhos. É comum observar uma interpretação equivocada da situação e queixas maiores do que as dificuldades apresentadas. Casos negligenciados são vistos com frequência também; alimentar é difícil e os pais, muitas vezes, não possuem informações adequadas sobre desenvolvimento e técnicas de alimentação. Nem toda criança reage da mesma forma ao mesmo evento, e uma mesma criança pode responder de formas diferentes, dependendo do momento e do ambiente. As reações das crianças durante as refeições impactam e são impactadas por toda a família, portanto, sua dinâmica ao redor dos cuidadores e dos alimentos deve ser avaliada.

Quando se avalia uma criança com queixa de alimentação, tão importante quanto observar **o que** ela come é observar **como** ela come. Muitos pais criticam a forma de comer diferente dos seus filhos, seja pela restrição do número de alimentos, seja pelos comportamentos não usuais. A presença de medo também é relatada com frequência.

Explorar a expectativa dos pais em relação à alimentação do filho e contrastar com o que realmente a criança deve comer é importante. É preciso compreender o modo que ela come e por que não come, assim como as razões que impossibilitam o desenvolvimento das habilidades de se alimentar de forma plena e autônoma. Muitas vezes, essas crianças comem uma quantidade muito pequena de alimentos, têm uma ingestão extremamente seletiva, não param à mesa, não comem sozinhos, não tocam os alimentos, não aceitam novos alimentos, etc.

A avaliação com a família deve incluir uma completa compreensão das experiências alimentares da criança, que abarca as seguintes concepções:

- A alimentação é relacional. A ideia da confiança, do relacionamento e da parceria como aspectos fundamentais e centrais do ato de alimentar uma criança foi desenvolvido por Ellyn Satter,[11] ao cunhar o termo *division of responsibility* (DOR) - ou divisão de responsabilidade, em português. Morris e Klein também ressaltam a influência do momento da refeição e das relações estabelecidas com a comida e com o cuidador no desenvolvimento alimentar da criança.[12]
- O modo como a criança é alimentada e a responsividade do cuidador são determinantes no progresso alimentar infantil. O perfil do estilo parental é definido a partir de uma série de comportamentos muito variáveis. Mudanças na interação entre cuidador e criança na presença de alguma dificuldade do neurodesenvolvimento são relatadas com frequência em vários estudos, e isso pode levar a uma dificuldade em perceber os sinais e estabelecer uma alimentação responsiva. No Capítulo 5, há mais informações acerca dos estilos parentais.
- As condições médicas e nutricionais e o papel dos problemas gastrointestinais na alimentação e no desconforto da criança, por serem elementos primordiais do desenvolvimento infantil, os quais, muitas vezes, são difíceis de serem mensurados.

Cada criança tem uma percepção diferente de dor, prazer e desconforto. Vivências orais desagradáveis, ou a falta delas, podem deixar marcas. A hipersensibilidade oral pode dificultar a introdução dos alimentos e as mudanças de texturas, assim como causar dor ou desconforto no momento da alimentação. Essas situações frequentemente passam despercebidas pelos pais no momento de alimentar seus filhos.

- O estresse familiar, principalmente do cuidador frequente, é um ponto muito importante, afinal, é preciso cuidar de quem cuida. Encaminhamentos para profissionais, como um psicólogo, podem ser necessários, bem como o afastamento ou a troca de cuidador.

AVALIAÇÃO FONOAUDIOLÓGICA DAS QUESTÕES DE PROCESSAMENTO SENSORIAL

O ato de comer está muito relacionado à integração dos sistemas sensoriais, alterando não apenas a aceitação e a escolha dos alimentos, mas também a permanência à mesa e outros comportamentos. Algumas crianças podem ser hipersensitivas ou hipossensitivas, assim como possuir dificuldades em modulação. Problemas sensoriais podem levar a sintomas como reflexo de gag, vômitos, náuseas e reações de desconforto perante a comida. Algumas crianças podem não sentir a comida dentro da boca, enquanto outras a mantém por tempo prolongado. Crianças com problemas sensoriais orais podem ter aversão a alguns alimentos, seja em relação ao sabor ou à textura; algumas colocam qualquer objeto na boca, exceto comida, enquanto outras, com alterações mais generalizadas, apresentam muitos desses sintomas em diversas situações, ainda que não estejam relacionadas à comida. Algumas crianças não conseguem permanecer sentadas à mesa ou próximas de determinados alimentos. Muitas vezes, o barulho e determinadas características do ambiente são perturbadoras. É importante estar atento à presença de sinais de alerta sensoriais. Para crianças acima de 24 meses, é aplicado o Perfil Sensorial Abreviado, desenvolvido por Winnie Dunn, para ajudar a realizar encaminhamentos mais assertivos para o profissional de terapia ocupacional especializado em alterações do processamento sensorial.

AVALIAÇÃO FONOAUDIOLÓGICA DE FALA E LINGUAGEM

Qual a relação entre a alimentação e a fala?

Durante a alimentação, a criança exercita a musculatura orofacial e estimula o crescimento da face. Dessa forma, a sucção e a mastigação adequadas evitam alterações dentárias e dificuldades na movimentação de estruturas como lábios e língua, fundamentais para a produção dos sons da fala.

Nesse sentido, a criança deve ser avaliada em relação a: seu desenvolvimento de fala e linguagem; quanto a algum atraso observado pode estar relacionado a alterações na dinâmica e na interação durante as refeições; e quanto essas alterações atrapalham as instruções dadas e a compreensão no momento da refeição.

Cabe ao fonoaudiólogo encarregado analisar esses aspectos ou encaminhar a criança para avaliação específica de linguagem quando necessário. Atrasos de fala e linguagem associados a problemas alimentares podem ser sinais de outras alterações do neurodesenvolvimento, como o transtorno do espectro autista (TEA) ou apraxia de fala.

O DIAGNÓSTICO É UM MEIO NÃO UM FIM

Qualquer problema orgânico-patológico subjacente deve ser tratado em primeiro lugar, o que torna mandatório conversar com a equipe médica, pois novos testes e avaliações podem ser necessários nessa etapa. Não é recomendado realizar nenhuma intervenção oral antes de abordar os problemas médicos já existentes, pois pode-se criar uma aversão alimentar maior ainda. Ademais, odontologistas também devem ser consultados, quando necessário; e o aporte nutricional e calórico deve ser definido antes de qualquer intervenção.

No CENDA, todos os casos recebidos são discutidos entre os profissionais da equipe multidisciplinar, para que, assim, sejam alinhadas todas as ações de forma integrada e abordadas simultaneamente as áreas envolvidas, definindo qual a melhor conduta para a progressão do tratamento. O objetivo é ajudar a criança e os pais na dimensão que eles mais precisam, ou seja, em casa, enfrentando as dificuldades diárias com a alimentação.

Em suma, a avaliação do fonoaudiólogo deve identificar, além do que está acontecendo, a causa subjacente ao problema e sua relação com a queixa. É importante não apenas entender a funcionalidade dos sintomas, mas também identificar os fatores que os mantêm. Deve-se investigar detalhadamente cada aspecto ou situação relatada. Inúmeros são os comportamentos e situações apresentados na DA, e descrevê-los em detalhes ajudará nas condutas a serem orientadas.

Algumas questões que a anamnese e a avaliação do fonoaudiólogo precisam responder para possibilitar o correto delineamento da estratégia de tratamento:

- A DA está relacionada a problemas sensório-motores orais? Problemas sensoriais gerais, como hipersensibilidade com texturas, luzes e sons, podem ser coadjuvantes da DA? Há presença de *red flags* sensoriais?
- Passou pela fase de levar objetos à boca? Há falta de vivências orais ou do próprio ambiente? O cuidador não oferece ou é a criança que recusa determinado alimento?
- Come em quantidade suficiente ou há baixa ingestão, mesmo dos alimentos preferidos? Come pouca quantidade ou pouca variedade? Recusa tudo ou apenas parte?
- O tipo de alimento ofertado está adequado ao desenvolvimento? A DA está relacionada à mobilidade, ao posicionamento e ao desenvolvimento motor geral?
- A preferência alimentar está relacionada à rigidez ou outras questões de comportamento?
- Foram observadas se as funções de fala e linguagem adequadas aos demais aspectos de desenvolvimento?
- Quem faz a oferta e como a realiza? Há substituição do alimento por leite ou outro preferido? Há mudança do horário de oferta do alimento com frequência? Desiste de alimentar inicialmente ou apenas após insistência? Pede para outra pessoa/cuidador tentar alimentar? Alterna formas de preparo do mesmo alimento para garantir a oferta? Repreende e demonstra insatisfação durante a refeição ou usa recompensa?
- O comportamento é o mesmo quando a criança é alimentada e quando come sozinha?
- Modifica a aceitação quando o cuidador é substituído?

- Tem interesse por alimentos e por situações de refeição? Distrai-se com o ambiente ou brinquedos durante a refeição ou é preciso distraí-lo para que consiga comer?
- Apresenta náuseas e vômitos durante ou após a oferta?
- Apresenta dor ou desconforto no momento da refeição?
- A dificuldade alimentar está gradativamente piorando/melhorando ou apresenta episódios pontuais?
- Tipo de reação que a criança apresenta: não abre a boca, chora, não aceita colher, engasga, come sem mastigar, engole os alimentos inteiros, fica muito tempo com o alimento parado na boca antes de engolir, não para quieto, não gosta do cheiro, do toque, da aparência, do sabor isoladamente ou associado a outros, tem variação na preferência por temperatura de acordo com o alimento, gosta de misturar os alimentos ou precisa separá-los para poder comer, precisa de algum alimento como ponte para os demais, precisa de ordem e sequência para comer, aceita mudanças na forma ou na cor dos alimentos preferidos, tem fixação ou preferências por marcas e utensílios, etc.

REFERÊNCIAS

1. Conselho Federal de Fonoaudiologia (CFFa). Resolução CFFa n. 363, de 17 de fevereiro de 2009. Disponível em: <https://www.fonoaudiologia.org.br/resolucoes/resolucoes_html/CFFa_N_363_06.htm>. Acesso em: 12 mar. 2021.
2. Bahr D. Feed your baby and toddler right: early eating and drinking skills encourage the best development. Arlington, TX: Future Horizons, 2018.
3. Morris SE, Klein MD. Pre-feeding skills: a comprehensive resource for mealtime development. 2.ed. Cambridge, MA: Marlowe & Company, 2000.

4. Ramos CC, Maximino P, Machado RHV, Bozzini AB, Ribeiro LW, Fisberg M. Delayed development of feeding skills in children with feeding difficulties-cross-sectional study in a Brazilian reference center. Front Pediatr. 2017 Oct 31;5:229. doi.org/10.3389/fped.2017.00229.
5. Overland L, Merkel-Walsh R. A sensory motor approach to feeding. Charleston, SC: Talk Tools, 2013.
6. Fraker C, Fishbein M, Cox S, Walbert L. Food chaining: the proven 6-step plan to stop picky eating, solve feeding problems, and expand your child's diet. Cambridge, MA: Da Capo Press, 2007.
7. Bahr D. Nobody ever told me (or my mother) that!: everything from bottles and breathing to healthy speech development. Arlington, TX: Sensory World, 2010.
8. Rowell K., McGlothlin J. Helping your child with extreme picky eating. 1.ed. Oakland, CA: New Harbinger Publications, 2015.
9. American Speech and Hearing Association (ASHA). Knowledge and skills needed by speech-language pathologists providing services to individuals with swallowing and/or feeding disorders. 2018. Disponível em: <https://www.asha.org/policy/KS2002-00079/>. Acesso em: 10 jun. 2021.
10. Maximino P, Machado RHV, Junqueira P, Ciari M, Tosatti AM, Ramos CDC, Fisberg M. Como acompanhar a criança com dificuldade alimentar em escopo multidisciplinar? Protocolo de atendimento multiprofissional na infância e adolescência-estudo piloto. J Hum Growth Dev. 2016;26(3):331-340.
11. Satter E. Eating competence: definition and evidence for the Satter Eating Competence model. J Nutr Educ Behavior 2007;39(5:S142-S153.
12. Morris SE, Klein MD. Pre-feeding skills: a comprehensive resource for mealtime development. 2.ed. Cambridge, MA: Marlowe & Company, 2000.

APÊNDICE A – PROTOCOLO DA ANAMNESE E AVALIAÇÃO FONOAUDIOLÓGICA

A avaliação da alimentação deve conter a observação da criança se alimentando. No CENDA, a criança é filmada no momento da alimentação, durante a consulta. É preciso observar uma ou mais refeições, tanto no ambiente clínico quanto em casa, por meio de vídeos enviados pela família (ver Apêndice B).

Nome:

Nascimento:

Idade atual:

Peso:

Estatura:

Nome da mãe:

Idade da mãe:

Profissão da mãe:

Nome do pai:

Idade do pai:

Profissão do pai:

Endereço:

Idade gestacional de nascimento:

Intercorrências perinatais:

Histórico orgânico associado:

Antecedentes familiares de DA:

História alimentar

AME: ( ) Sim ( ) Não

Quanto tempo de AME:

Tempo de amamentação total:

Recebeu algum outro tipo de alimentação: ( ) SNE ( ) GTT ( ) Mista

Qual a forma e a dificuldade atual na alimentação:

Idade de aparecimento da queixa:

Idade da transição AM-AC (aleitamento materno e alimentação complementar) e como foi:

Idade da transição AC-AF (alimentação complementar e alimentação da família) e como foi:

Fase de alimentação do aparecimento da queixa: ( ) AM ( ) AC ( ) AF
Quem alimenta a criança:
Mudança na alimentação mediante alteração de: ( ) Cuidador: ( ) Sim ( ) Não ( ) Local: ( ) Sim ( ) Não
Duração da refeição:
Come com distração: ( ) Sim ( ) Não
O que faz quando a criança não come:
Alimentação forçada: ( ) Sim ( ) Não
Número de refeições em família durante a semana e por fim de semana:
Qual refeição é compartilhada? ( ) Café da manhã ( ) Almoço ( ) Jantar
Motivo do não compartilhamento:
Adultos comem junto? ( ) Sim ( ) Não
Utensílio para o leite: ( ) Mamadeira ( ) Copo ( ) Canudo
Bico: ( ) Ortodôntico ( ) Convencional
Furo: ( ) Adequado ( ) Inadequado
Idade e tempo de utilização de mamadeira:
Aceita colher? ( ) Sim ( ) Não
Volume adequado? ( ) Sim ( ) Não
Tamanho da colher: ( ) Café ( ) Chá ( ) Sobremesa ( ) Sopa
Material: ( ) Metal ( ) Silicone ( ) Plástico ( ) Borracha
Utensílios para outros líquidos: ( ) Mamadeira ( ) Copo ( ) Canudo
Idade de introdução dos utensílios e tipo:
Dificuldade com transição de texturas? ( ) Sim ( ) Não
Preferência por textura? ( ) Sim ( ) Não
Quais:
Textura predominante da alimentação: ( ) Líquido ( ) Pastoso ( ) Semissólido ( ) Sólido
Preferência por sabores: ( ) Doce ( ) Salgado ( ) Não tem preferência
Presença de comportamentos ritualísticos? ( ) Sim ( ) Não
Quais:
Presença de comportamentos evitativos? ( ) Sim ( ) Não
Quais:
Fixação em utensílios e marcas? ( ) Sim ( ) Não
Quais:

Usou cadeirão? ( ) Sim ( ) Não

Como posicionava:

Posicionamento atual:

Senta-se à mesa? ( ) Sim ( ) Não

Autonomia: ( ) Sim ( ) Não

Come sozinho a partir de que idade:

Red flags sensoriais (náuseas, vômitos, não gosta de se sujar, incômodo com cheiros e toques, etc.): ( ) Sim ( ) Não

Quais:

Apresenta náuseas e vômitos para algum alimento? ( ) Sim ( ) Não

Quais:

Apresenta desconforto para algum alimento? ( ) Sim ( ) Não

Quais:

Hábitos orais:
( ) Chupeta ( ) Mamadeira ( ) Onicofagia ( ) Sucção digital

Idade e tempo de utilização de chupeta:

Leva/levou objetos à boca? ( ) Sim ( ) Não

Ainda leva excessivamente os objetos à boca? ( ) Sim ( ) Não

Respiração: ( ) Nasal ( ) Oral ( ) Oronasal

Problemas respiratórios: ( ) Sim ( ) Não

Quais:

Problemas de sono: ( ) Sim ( ) Não

Quais:

Desenvolvimento motor (sentar-se e andar): ( ) Normal ( ) Alterado

Em que época:

Dificuldade motora em atividades diárias: ( ) Sim ( ) Não

Quais:

Desenvolvimento de fala: ( ) Normal ( ) Alterado

Desenvolvimento de linguagem: ( ) Normal ( ) Alterado

Problemas de audição? ( ) Sim ( ) Não

Quais:

Problemas de voz? ( ) Sim ( ) Não

Quais:

Escolaridade:

Reações orais
Procura: ( ) Presente ( ) Ausente ( ) Exacerbado
Sucção: ( ) Presente ( ) Ausente ( ) Exacerbado
Mordida tônica: ( ) Presente ( ) Ausente ( ) Exacerbado
Gag: ( ) Adequado ( ) Exacerbado ( ) Anteriorizado
Sensibilidade na face: ( ) Normal ( ) Hiporreativa ( ) Hiper-reativa
Língua: ( ) Normal ( ) Hiporreativa ( ) Hiper-reativa
Palato duro: ( ) Normal ( ) Hiporreativo ( ) Hiper-reativo
Gengiva: ( ) Normal ( ) Hiporreativa ( ) Hiper-reativa
Órgãos fonoarticulatórios
Língua
Simetria: ( ) Sim ( ) Não
Postura: ( ) Adequada ( ) Alterada ( ) Soalho
Soalho: ( ) Papila ( ) Protruída ( ) Retraída
Tônus: ( ) Preservado ((Alterado
Mobilidade: ( ) Adequada ( ) Alterada
Lábios
Simetria: ( ) Sim ( ) Não
Postura: ( ) Vedamento completo ( ) Vedamento incompleto
Mobilidade: ( ) Adequada ( ) Alterada
Bochechas
Simetria: ( ) Sim ( ) Não
Tônus: ( ) Normotônicas ( ) Hipertônicas ( ) Hipotônicas
Mobilidade: ( ) Adequada ( ) Alterada
Palato duro: ( ) Atrésico ( ) Alto ( ) Normal ( ) Plano
Palato mole: ( ) Alterado ( ) Adequado
Frênulo: ( ) Alterado ( ) Adequado
Dentição: ( ) Ausente ( ) Decídua ( ) Mista ( ) BEC ( ) REC ( ) PEC
Mordida: ( ) Aberta ( ) Cruzada ( ) Topo a topo ( ) Profunda ( ) *Overjet* ( ) Normal
Oclusão (relação canino): ( ) Classe I ( ) Classe II ( ) Classe III

Avaliação funcional
Incoordenação entre respiração e deglutição: ( ) Sim ( ) Não
Líquido/preensão labial: ( ) Sim ( ) Não
Escape oral anterior: ( ) Sim ( ) Não
Protrusão exacerbada de língua: ( ) Sim ( ) Não
Sucção eficiente: ( ) Sim ( ) Não
Movimentação adequada de língua: ( ) Sim ( ) Não
Vedamento labial durante a deglutição: ( ) Sim ( ) Não
Captação adequada do utensílio: ( ) Sim ( ) Não
Sinais sugestivos de penetração e/ou aspiração laringotraqueal: ( ) Não ( ) Sim
Tempo de trânsito oral: ( ) Adequado ( ) Alterado
Deglutição de saliva: ( ) Adequada ( ) Alterada
Mastigação incisão: ( ) Anterior ( ) Lateral
Movimento de mandíbula: ( ) Rotação ( ) Verticalização ( ) Unilateral ( ) Bilateral
Vedamento labial durante a mastigação: ( ) Sim ( ) Não
Velocidade de mastigação: ( ) Adequada ( ) Alterada
Ingestão de líquidos durante a mastigação: ( ) Sim ( ) Não
Mastiga os alimentos: ( ) Pouco ( ) Muito ( ) Adequadamente
Conduta

APÊNDICE B – FILMAGENS

TABELA B1. **Solicitação de filmagens.**

Instruções para filmagem
Deixar o celular na posição horizontal
Filmar o momento de refeição habitual da criança
Filmar um momento de refeição em família
Filmar um momento de refeição fora de casa
Filmar a presença de comportamento não usual
Fazer vídeos curtos de 30 segundos (aproximadamente)
Pedir para uma terceira pessoa realizar a filmagem, quando necessário

TABELA B2. **Modelo de observação do vídeo.**

	A	B	C	D	E	F
Comportamento dos pais / Comportamento da criança	**Controle** Cuidador oferece distrações, brinquedos, conversa, coloca música ou alterna alimentos para seguir com o momento da refeição	**Extinção** Cuidador ignora o comportamento e segue a oferta do alimento	**Remoção** Cuidador retira a oferta do alimento, sem reprimenda ou distração	**Persuasão** Cuidador tenta convencer por meio de palavras, como: come, você gosta disso, você já comeu isso em casa, só mais uma mordida, etc.	**Reprimenda** Cuidador repreende com ameaças, chantagens, bronca, etc.	**Reafirmação** Cuidador pega no colo, faz carinho, diz que está tudo bem, acalma a criança com estímulo carinhoso ou elogio
Apresenta vocalizações negativas acompanhadas de choro, reclamação e gritos						
Vocalizações negativas: não, não gosto, não quero						
Vocalizações: que nojo, limpa, tira, etc.						
Presença de engasgo ou tosse						
Presença de náusea ou vômito						
Recusa-se a sentar no cadeirão ou à mesa						
Evita manipular os alimentos com as mãos						

(continua)

(continuação)

TABELA B2. **Modelo de observação do vídeo.**

	A	B	C	D	E	F
Evita manipular os alimentos com utensílios						
Emite comportamentos de fuga, como mudar de assunto, pedir para ir ao banheiro, ingestão de líquidos, etc.						
Evita misturar os alimentos entre si ou flexibilizar formas e marcas						
Come sozinho						
Quer distrações durante a refeição, como telas, etc.						
Recusa com a cabeça e o corpo, vira o rosto, empurra com a mão, etc.						
Bloqueia o acesso à sua própria boca com a mão, brinquedos, etc.						
Comportamentos agressivos						
Joga comida ou utensílio para longe, bate com utensílios no prato ou copo, etc.						

5

O trabalho do psicólogo nas dificuldades alimentares

Gabriela Malzyner

INTRODUÇÃO

Uma vez que a saúde é o bem-estar físico e mental e que o ser humano é contemplado em sua ampla constituição biopsicossocial, a abordagem psicológica é mandatária no ambiente pediátrico. Quando se trata da infância, sempre devem ser incluídas no contexto clínico as relações intersubjetivas, ou seja, com familiares, pessoas do âmbito escolar, os amigos e também a forma como essa criança se relaciona com os alimentos.

Nesse contexto, tendo como premissa o atendimento de um público que já tem queixas alimentares, o ideal é que o psicólogo faça parte da equipe multidisciplinar e que também escute a queixa alimentar ou nutricional da família que procura atendimento.

Mesmo entendendo a importância da atuação do psicólogo na equipe, incluí-lo em um modelo de atendimento ambulatorial de saúde é um passo ainda inusitado dentro de alguns ambientes hospitalares e ambulatoriais. A discrepância inicial entre a atuação do psicólogo e a dos profissionais de saúde como a do médico, por exemplo, ocorre, até mesmo, no âmbito das nomenclaturas adotadas pelos diferentes profissionais.

O psicólogo refere-se aos seus encontros como sessões. No *setting* clássico, as sessões acontecem semanalmente, preferencialmente no mesmo dia e horário, garantindo assim uma estabilidade do vínculo e do encontro entre o profissional e seu cliente.

Já na equipe composta por médicos e nutricionistas, os encontros são chamados de consulta, cuja periodicidade é decidida pelo profissional caso a caso. No atendimento médico ambulatorial, é comum o retorno do paciente com exames; mas essa não é uma prática existente no atendimento psicológico. Por esses e outros motivos, é muito importante estabelecer, dentro da estrutura de cada serviço, um modelo de gestão que faça sentido para todos os especialistas da equipe. Muitas vezes, o esquema de atendimento precisa ser personalizado e ajustado para que todos os profissionais sejam incluídos com sucesso.

Esse tipo de discussão prática faz parte da implantação multidisciplinar, pois, até que haja um fluxo estabelecido, são requeridos vários ajustes por parte de todas as disciplinas envolvidas na equipe.

A PSICOLOGIA NO CENDA

O atendimento psicológico foi contemplado desde a concepção do Centro de Excelência em Nutrição e Dificuldades Alimentares

(CENDA) do Instituto Pensi, porém, como em toda estrutura administrativa de um novo projeto, há questões administrativo-financeiras que alteram a proposta inicial. Existe, portanto, o modelo ideal, perfeito, e o modelo real. É preciso pensar, então, no que é possível ser feito considerando a estrutura de cada local, seja ele público, privado ou filantrópico. A compreensão desse ponto é fundamental, porque, para a implantação de um serviço ainda inexistente, é necessário estar disposto a fazer ajustes para que o projeto seja iniciado utilizando o que está disponível no momento. Trata-se do possível, sem deixar de desejar alcançar o ideal.

Diante dos ajustes necessários para a inclusão do psicólogo na equipe multidisciplinar, a opção, no CENDA, foi contar, inicialmente, com a ação voluntária e filantrópica de um profissional da rede de contatos já especializado no tema alimentação.

Apesar de, em um primeiro momento, por questões financeiras, não haver a opção de incluir o psicólogo, foram realizados os ajustes necessários para que ocorresse a participação ativa da psicologia nas discussões clínicas multidisciplinares e no compartilhamento do estudo.

Após alterações de cunho administrativo, foi aberta a possibilidade de a psicologia acompanhar e realizar os atendimentos ao público, a partir dos encaminhamentos feitos pela equipe.

O trabalho psicológico, no CENDA, atualmente acontece por meio da orientação e da supervisão da equipe de todos os casos atendidos. Após cada primeira consulta, todo caso é levado para reunião semanal e exposto a partir da ótica de cada um dos profissionais que integram a equipe.

A pediatra responsável pelo atendimento apresenta o caso, seguida pela nutricionista e pela fonoaudióloga. Todas as cenas de filmagem realizadas no CENDA são expostas à equipe e, em seguida, conversa-se sobre impressões e avaliações.

O que se sobressai do caso, além da experiência emocional das profissionais diante da família e da criança, são os balizadores fundamentais para a ampliação da compreensão da dinâmica psíquica envolvida na dificuldade alimentar.

DIFICULDADES ALIMENTARES DO PONTO DE VISTA PSICOLÓGICO

As dificuldades alimentares (DA) refletem o que não vai bem na família. Para a psicanálise, o sintoma é sempre uma forma de comunicação e, por isso, o fundamental é que ele seja falado e compreendido não como algo que precisa imediatamente parar de existir, mas, sim, como uma "pista" para lançarmos luz sobre o mal-estar emocional experimentado pela criança e pela família.

Sabemos que, nas crianças pequenas, as mudanças ordinárias se manifestam nos comportamentos e na qualidade das principais atividades, que constituem a trama da vida:[1]

- comer;
- dormir;
- brincar.

Essas mudanças podem ser de vistas pelo âmbito dos **macroeventos** – depressão materna, nascimento de um irmão, disponibilidade ou indisponibilidade da mãe – e também dos **microeventos**, que são as vivências que impactam psiquicamente o bebê. Os macroeventos são observados a partir das manifestações palpáveis do dia a dia, aquilo que observamos na interação: olhar, tom de voz, humor, etc.

Muitas vezes, busca-se na fala das famílias eventos preditores claros do momento em que a criança começou a apresentar a dificuldade alimentar; mas é verdade que as representações internas se formam a partir das repetições, do processo de experienciar--reexperienciar. Portanto, o mal-estar pode ser algo da relação e da interação com os pais que não foi dito ainda.

Pode-se pensar, por exemplo, em uma mãe que sofreu um aborto prévio ao nascimento de uma criança saudável e que não teve a possibilidade de elaborar o luto pela perda desse bebê intraútero, terminando por reviver as fantasias de perda, luto e trauma na relação com esse bebê que surge. Olhar para essa criança viva a partir das marcas da perda pode ser um dos elementos importantes na formação do sintoma.

A perspectiva é que o traumático pode ser aquilo que não aconteceu. Os não ditos familiares são amputações simbólicas que as crianças vivem. O não dito deixa marcas profundas.

Um outro elemento fundamental da contribuição da psicanálise para a compreensão e o manejo clínico dos casos atendidos no CENDA é a máxima de que o bebê ou a criança que nos é trazida pela família ao ambulatório é sujeito central do nosso olhar e do nosso atendimento. No CENDA, não apenas falamos sobre a criança, mas, sim, **com** a criança.

FAZER FALAR A CRIANÇA É FUNDAMENTAL – A PARENTALIDADE EM CENA

A psicanálise ensina que somos, todos nós, seres históricos. Nossas memórias afetivas são indissociáveis do nosso comportamento. Quem fomos quando criança, como experimentamos as trocas emocionais com os nossos cuidadores e as relações afetuosas moldarão quem seremos como pai/mãe.

> Não nascemos pais, tornamo-nos pais. A parentalidade se fabrica com ingredientes complexos. Alguns deles são coletivos, mudam com o tempo; outros são históricos, jurídicos, sociais e culturais. Outros são mais íntimos, privados, conscientes ou inconscientes, pertencem a cada um dos dois pais enquanto pessoas e enquanto futuros pais, ao casal, a própria história de cada um.[2]

Frequentemente, recebemos famílias que falam apenas sobre a DA da criança, mas, quando nos colocamos a escutá-los de forma atenta, observamos que a queixa alimentar é também de outros integrantes da família. Muitos pais pedem aos seus filhos que comam frutas, verduras e legumes, mas não o fazem.

Para que uma criança possa compreender que a aquilo que lhe é solicitado tem valor real, é fundamental que ela veja a marca disso nos pais. Os riscos só serão apreendidos pela criança quando ela vir seus familiares também submetidos a eles. Uma criança só entenderá que colocar o dedo na tomada lhe dará choque se o mesmo ocorrer com seu pai. A lei tem que valer para todos para que seja compreendida como tal.

Educar uma criança é:

informá-la antecipadamente daquilo que a experiência provará para ela. Assim, ela sabe que não pode fazer tal gesto, não porque a tenham proibido, mas porque é imprudente, pela natureza das coisas, pelas leis universais e também por sua falta de experiência e de exercício prévio na presença do adulto-guia.[3]

Os adultos, pais, regularmente, sentem as dificuldades das crianças como se fossem feridas em seu próprio narcisismo. Entendem que, se o filho tem dificuldade em se alimentar, a culpa é deles. É importante frisar que a culpa não auxilia o movimento e a mudança; portanto, quando falamos com uma família que enfrenta um caso de DA, é indispensável validar o sofrimento de todos os envolvidos e trabalhar no sentido da responsabilidade, e nunca da culpa. Afirmar que uma criança não come por culpa dos pais é absolutamente reducionista e equivocado. A realidade mostra-se muito mais ampla e complexa.

Observamos em algumas famílias uma dificuldade muito significativa diante da diferenciação das vivências internas infantis. Alguns pais ou cuidadores tendem a responder toda demanda com alimento, o que dificulta para a criança a compreensão de seus sinais internos, como: fome-saciedade, sono- alerta, medo--coragem, alegria-tristeza.

Os pais precisam auxiliar a criança para que ela seja capaz de reconhecer fome e saciedade, como também de distinguir fome de suas vivências emocionais.

Certa vez, conversando com uma família que buscara atendimento no CENDA, observei que a DA estava muito mais ligada a uma incapacidade de a família colocar rotina e limites à criança do que de algo importante ligado, de fato, ao alimento. Tratava-se de uma criança que adormecia por exaustão já de madrugada, mas que frequentava a escola no período da manhã. Essa criança vivia em pleno fuso horário.

Sem conseguir regular o sono, ela era impossibilitada de regular a fome. A queixa que chegou à equipe era de seletividade alimentar, mas o que percebemos, de forma clara, era que a desordem familiar produzia um sintoma e dificultava profundamente a autorregulação interna daquela criança.

No *Psychodynamic Diagnostic Manual - PMD-2*,[4] as dificuldades alimentares e os transtornos alimentares, bem como as problemáticas relativas ao sono, podem ser vistas sob a perspectiva do sintoma de uma dificuldade na interação familiar.

No *PMD-2*, as dificuldades alimentares estão divididas em:

1. Problemática alimentar de estado de regulação (tradução livre).
2. Problemática alimentar entre a reciprocidade do cuidador e da criança.
3. Anorexia infantil.
4. Aversão sensorial.
5. Transtorno alimentar associado a uma condição médica.
6. Transtorno alimentar associado a traumas gastrointestinais (transtorno alimentar pós-traumático na criança).

Ainda segundo esse *manual*, há caminhos no desenvolvimento infantil que são fundamentais de serem observados diante das problemáticas alimentares. A aquisição da autorregulação interna é uma conquista dos primeiros cinco anos de vida. A criança será capaz de regular fome e saciedade, mas, para isso, percorrerá 3 estágios:

- estados de regulação;
- reciprocidade da díade;[5]
- transições para a autonomia alimentar e a regulação das emoções.

O *PDM-2* também ressalta que autonomia e dependência têm que ser negociadas diariamente entre adulto e criança. Os pais têm que facilitar o aprendizado de acordo com a aquisição de competências.

Quando falamos em autonomia, sempre se deve pensar em duas frentes simultâneas e concomitantes: a criança tem que buscar a liberdade e os pais, por sua vez, têm que facilitar esse desejo. Oferecer, por exemplo, os talheres, de acordo com a possibilidade motora da idade, é função dos pais; por sua vez, o desejo de aprender a utilizá-los tem que vir da criança.

Essa sutil valsa deve ser estabelecida entre criança e cuidador e é contínua no decorrer da vida. Dessa maneira, as competências infantis vão se lapidando, na esfera alimentar, mas não apenas nela. A forma como uma família conduz a sua vida alimentar nos conta, em vários aspectos, sobre a forma como conduzem as relações e os vínculos familiares.

Um exemplo importante é o que observamos em casos extremos de anorexia infantil.

> É muito difícil, com certas mães, defender a liberdade, mesmo quando se trata de comer. Quantas mães nem sequer deixam a criança

ter seu ritmo próprio quando toma sua papinha! Elas empanturram, empanturram, no contra-ritmo, se é que posso dizer, do desejo e da necessidade do filho. [...] pois a anorexia é uma autodefesa simbólica do sujeito. Isso quer dizer: tanto pior, o corpo morrerá, mas o sujeito deve permanecer ele mesmo, um sujeito livre.[1]

Compreendo que a criança é um sujeito ativo. A anorexia seria, então, um ato. Uma recusa ao alimento como ato, como ação subjetiva.

PREVENÇÃO EM SAÚDE MENTAL?

Fazer a criança falar e escutar atentamente a dinâmica das relações familiares é uma forma de tratar as DA, mas também de prevenir patologias psíquicas. Colocar em palavras é uma maneira de dar contorno às experiências íntimas de cada um, validando os desconfortos e também ampliando o campo de subjetividade. Temos que cuidar das inter-relações entre adultos e crianças, pois elas podem conduzir a saúde, mas também a patologia.

O ambulatório de DA na infância, a partir desse viés, com a participação do psicólogo, tem como função não apenas auxiliar a criança e a família na ampliação do repertório alimentar, mas também funciona como local de acolhimento e escuta das dores psíquicas envolvidas. Sabe-se que, quando a intervenção acontece no momento oportuno, estamos modificando o curso "natural" do sintoma.

PONTOS A SEREM OBSERVADOS POR TODOS OS PROFISSIONAIS DA ÁREA DA SAÚDE DIANTE DA QUEIXA ALIMENTAR

- O sintoma é a comunicação de que algo não vai bem.
- O que nutre não é apenas o alimento.
- A nutrição se dá também através de relações afetivas satisfatórias.
- Interação pais-bebês é fundamental para o desenvolvimento.
- Os pais têm que auxiliar a autorregulação interna da criança.
- A criança tem que ser capaz de reconhecer os sinais do seu corpo.
- O "clima mental" dos pais tem influência direta no "clima mental" das crianças.
- Somos pais através do modelo de vínculos que tivemos na nossa própria infância.
- Saúde mental dos pais tem impacto na saúde física, psíquica e social dos filhos.
- Devemos incentivar o questionamento dos pais sobre o sintoma. O que tenho eu a ver com a maneira que a minha família funciona?
- Pais capazes de reconhecer as próprias emoções serão mais continentes aos seus filhos.
- Fundamental diante da alimentação não é apenas orientarmos o uso adequado de utensílios, mas também a noção de **empatia, acolhimento e percepção de si mesmo**.

REFERÊNCIAS

1. Dolto F. A imagem inconsciente do corpo. São Paulo: Perspectiva, 2012.
2. Moro MR. Os ingredientes da parentalidade. Rev Latinoam Psicopatol Fund. 2005;8(2):258-273.
3. Dolto F. A causa das crianças. São Paulo: Idéias e Letras, 2005.
4. Lingiardi V, McWilliams N. Psychodynamic diagnostic manual - PDM-2. New York: Gilford, 2017.
5. Lingiardi V, McWilliams N, Bornstein RF, Gazzillo F, Gordon RM. The psychodynamic diagnostic manual - version 2 (PDM-2): assessing patients for improved clinical practice and research. Psychoanal Psychol. 2015;32(1):94-115. doi.org/10.1037/a0038546.

6

Avaliação dos estilos e práticas alimentares parentais

Nathalia Moretti Fontanezi Costa
Evelin Czarny Hasbani

INTRODUÇÃO

A atenção e o cuidado da criança no serviço de atendimento à saúde incluem necessariamente, na dinâmica de atendimento, a presença de um adulto responsável, ou seja, um familiar ou tutor que fale pela criança e faça parte de sua vida. O cuidado é pensado na criança, porém, deve ser considerado o ambiente familiar social no qual ela está inserida. Nesse contexto, o Centro de Excelência em Nutrição e Dificuldades Alimentares (CENDA) do Instituto Pensi considera que a forma como a criança se relaciona com os pais e com os alimentos interfere na avaliação e nos desfechos do tratamento. A criança depende de um adulto para que sua alimentação seja executada, tanto do ponto de vista de aquisição dos ingredientes e preparação da refeição como da dinâmica de como e quando esse momento ocorre.

Para que a abordagem das dificuldades alimentares (DA) seja bem-sucedida, é necessário que o profissional de saúde envolvido no cuidado da criança saiba avaliar o estilo e conhecer as práticas que os pais adotam ao lidar com a criança ou o adolescente no cotidiano alimentar.

POR QUE AVALIAR ESTILOS E PRÁTICAS PARENTAIS É IMPORTANTE PARA OS CASOS DE DA?

O modo como os cuidadores conduzem a hora da refeição pode influenciar, de maneira positiva ou negativa, a alimentação da criança. Constatada essa influência, pesquisadores têm se dedicado a investigar as relações entre pais e filhos desde a década de 1930.[1] Os construtos da relação parental (estilos e práticas parentais) são muito utilizados por pesquisadores para avaliar as associações entre os hábitos, o estado nutricional e a dieta das crianças, pois todos são padrões modificáveis.[2] Ao entendê-los, os profissionais envolvidos na alimentação podem orientar e educar os pais que têm dificuldade com seus filhos, no sentido de adequar o clima emocional e seu comportamento no momento das refeições.[3,4]

DEFINIÇÃO E AVALIAÇÃO DOS ESTILOS PARENTAIS E PRÁTICAS ALIMENTARES PARENTAIS

Para estabelecer os estilos parentais, foram realizados estudos das dimensões parentais gerais, isto é, pesquisas para a definição de um perfil de comportamento. Esses estudos levaram os pesquisadores a duas dimensões similares em relação ao comportamento dos pais: a primeira referia-se à aceitação, à afeição ou ao apoio parental; a segunda, ao controle parental.[1]

Em 1967, a pesquisadora Diana Baumrind e seus colaboradores definiram o conceito de estilo parental como um conjunto de atitudes e comportamentos na interação entre pais e filhos em diferentes situações, englobando três componentes: a relação emocional, as práticas e os comportamentos parentais, e os sistemas de crença da família.[5] Portanto, os estilos parentais possuem efeito indireto no desenvolvimento das crianças, atuando como moderadores das práticas parentais e determinando o clima em que elas se expressam.[3,4]

Baumrind et al.,[5] a partir das duas dimensões parentais, também identificaram três estilos comuns de comportamento parental: autoritativo, autoritário e permissivo. Posteriormente, em 1983, esses estilos foram discutidos e ampliados por Maccoby e Martin, que acrescentaram o quarto estilo parental: negligente.[6]

Esses estilos foram definidos e utilizados para o contexto da parentalidade geral, a partir do qual Hughes et al. (2005)[7] foram pioneiros em conceituá-los para o momento da alimentação da criança, a fim de avaliar a atitude geral e o clima emocional especificamente no momento das refeições, considerando a combinação das dimensões aplicadas na parentalidade geral: exigência e responsividade.

A dimensão chamada de exigência ou demanda refere-se a **quanto** os pais encorajam a alimentação, ou seja, ao grau de exigências feitas durante a alimentação. Já a dimensão responsividade ou capacidade de resposta refere-se a **como** os pais encorajam as crianças, isto é, qual a sua sensibilidade em relação às necessidades individuais dos seus filhos.[7-10]

Com base nessas duas dimensões, a diferença entre elas resulta em quatro estilos parentais na alimentação, que são similares aos aplicados na parentalidade em geral:[7,10]

- autoritativo ou responsivo;
- autoritário;
- indulgente;
- não envolvido.

Enquanto os estilos parentais refletem o clima emocional durante as refeições, as práticas alimentares são os comportamentos adotados pelos pais com o objetivo de influenciar diretamente os hábitos alimentares e o consumo da criança.

A sugestão de que o comportamento dos pais durante as refeições estaria associado ao peso e à dieta das crianças surgiu a partir de observação clínica e pesquisas com crianças com dificuldades alimentares severas, e com base em teorias do desenvolvimento humano (ecológicas e sociais). Pela teoria da autodeterminação,[11,12] apesar de a motivação intrínseca para o comportamento ser autônoma, ela poderia ser influenciada pelas escolhas disponíveis ao redor, por exemplo: como as opções alimentares são oferecidas, excessos, refeições especiais, coerção e restrição. De acordo com a teoria social cognitiva,[13,14] o processo de aprendizagem para uma mudança de comportamento é resultado tanto de experiências diretas quanto de observações dos comportamentos e experiências de outras pessoas e suas consequências.

Dessa forma, a criança aprenderia tanto por meio de modelos quanto de estimulações dadas por seus cuidadores, diante de suas atitudes durante a alimentação.

Ao avaliar a interação entre pais e filhos na alimentação, Fries e van der Horst identificaram que, possivelmente, crianças seletivas são particularmente mais sensíveis às práticas dos pais na alimentação.[15]

Na literatura, existem trabalhos tanto com análises isoladas quanto com análises conjuntas de estilos e práticas, porém, parece ser mais efetivo conhecer as duas faces da relação parental na alimentação e também considerar as características das crianças quanto aos seus hábitos, preferências alimentares e estado nutricional.

Ressalta-se que existem inconsistências entre as terminologias e as definições para descrever as práticas alimentares parentais. Algumas revisões apontam a existência de 3.632 itens para expressá-las.[16] Para a elaboração de um projeto de pesquisa, sugere-se, como referencial teórico para escolha de ferramentas, o uso de mapas conceituais propostos por pesquisadores especializados no assunto e estudos recentes de revisão da literatura.

Vaughn et al.[17] apresentaram um mapa conceitual bastante abrangente para descrever as práticas e guiar futuras pesquisas nessa área. Foram identificados os construtos de três grandes grupos de práticas alimentares parentais:

- controle coercivo;
- estrutura;
- suporte ou promoção de autonomia.

DIFERENÇA DE PADRÕES PARENTAIS DIANTE DA ALIMENTAÇÃO INFANTIL

Estilos parentais

Os pais com estilo autoritativo, também chamados de responsivos, são envolvidos no processo e estabelecem limites e expectativas claras, interpretam adequadamente o comportamento alimentar da criança e respondem às suas necessidades. Eles são exigentes e encorajam ativamente seus filhos, porém, de forma sensível. Eles dividem as responsabilidades com a criança, incentivando o "comer saudável", com o uso de diálogo e elogios (comportamentos não diretivos e de apoio). Nesse estilo, os pais determinam quando e o que a criança vai comer, e a criança determina a quantidade que irá comer.[7,18,19]

Os pais com estilo autoritário, também chamado de controlador, exercem pressão ou algum tipo de restrição na alimentação da criança, demonstram altos níveis de controle de forma não responsiva, ignorando as necessidades e o comportamento dos seus filhos. Encorajam as crianças usando imposições, obrigações, recompensas e punições (comportamentos altamente diretivos).[7,18,20]

Os pais com estilo indulgente, também chamado de permissivo, propõem poucos limites para as crianças e respondem de forma exagerada às suas necessidades, cedendo às pressões. Nesse estilo, há a tendência de alimentar a criança onde e quando ela quiser, com os alimentos que ela determinar; e os pais oferecem inúmeras opções de preparações, ignorando a autorregulação de fome e saciedade da criança.[7,18,20]

Os pais com estilo não envolvido propõem poucos limites para as crianças e, ainda, ignoram as necessidades e o seu comportamento.[7]

Práticas alimentares parentais

O controle **coercivo** expressa-se por meio de tentativas de domínio, pressão ou imposição da vontade dos pais sobre a das crianças, gerando um impacto negativo nos seus hábitos alimentares e preferências. Essas ações podem incluir tanto a punição física e ameaças de qualquer forma[21-23] como também o controle e a intromissão nos sentimentos, pensamentos e hábitos dos filhos. Sob efeito dessas práticas centradas nos desejos dos pais, as crianças podem despertar sentimentos de culpa, ansiedade e carência.[24]

Restringir, pressionar, subornar, ameaçar e usar a comida para controlar emoções negativas são práticas coercivas que podem criar um ambiente estressante, gerando um resultado contrário ao desejado no cenário da alimentação, com recusa de alimentos específicos ou da refeição como um todo,[25,26] e afetando não somente os hábitos alimentares, mas o peso e as preferências da criança.[27-29]

Estudos longitudinais têm mostrado que restringir um alimento considerado não saudável, geralmente para controlar o peso da criança, é uma prática que pode acarretar maior desejo pelo alimento proibido e tendência a comer excessivamente, entre outros desfechos negativos para os hábitos alimentares da criança.[30-32] Entretanto, se a motivação para a restrição for a promoção de hábitos saudáveis e for exercida considerando as perspectivas da criança, ela pode ser enquadrada como uma prática positiva.[33,34]

Com o objetivo de fazer a criança experimentar um alimento novo, geralmente legumes, frutas e verduras, os pais, muitas vezes, acabam utilizando o suborno, oferecendo ao filho uma sobremesa ou um brinquedo favorito como recompensa.[23,24] Ainda é frequente a prática de exigir, sob algum tipo de ameaça, que a criança "limpe" o prato,[25] mesmo diante de sinais de que ela já está satisfeita. Ao impor controle sobre a quantidade de comida a ser consumida, os pais podem estar prejudicando os mecanismos que regulam a saciedade da criança, gerando outro problema.

Nesse cenário de pressão e dificuldades alimentares, as brigas e argumentações em torno da alimentação se tornam comuns no ambiente familiar. Para a criança, esses momentos ficam registrados como experiências negativas.[15]

Para evitar essas vivências desagradáveis, os pais precisam respeitar a individualidade dos filhos e suas preferências, que é uma atitude bastante prudente. Os pais não devem esperar que as suas próprias expectativas sejam atendidas constantemente. Além disso, o conceito dos pais em relação à quantidade ideal de alimentos que precisa ser consumida também influencia a percepção dos pais quanto ao grai de seletividade da criança.[35]

Vale mencionar que essa relação entre pais e filhos ocorre de forma bidirecional, ou seja, os pais influenciam os hábitos alimentares das crianças tanto quanto as crianças influenciam os hábitos dos pais.[36,37] Em uma coorte realizada nos Países Baixos com 4.854 díades de mães e filhos, identificou-se que a presença de seletividade nas crianças entre 1,5 e 3 anos de idade foi fator preditor da prática de pressão para comer aos 4 anos de idade, assim como essa pressão exercida pelos pais aos 4 anos também se mostrou preditora dos comportamentos seletivos nas crianças aos 6 anos. Com o intuito de fazer seus filhos comerem, os pais estabelecem práticas que podem resultar na piora do problema alimentar e promover um ciclo vicioso ao redor da alimentação.[37]

As práticas relacionadas à **estrutura** são muito importantes, pois organizam o ambiente da criança e facilitam as suas competências. Uma das maneiras mais produtivas de convencer uma criança a experimentar um novo alimento é ter por perto um modelo, ou seja, uma pessoa que se alimenta bem e expressa prazer pela alimentação.[38,39] No entanto, os pais tendem a oferecer o que eles mesmo gostam de comer e evitam os alimentos que consideram estranhos ou que já foram rejeitados pela criança em algum momento. Na contramão dessa tendência, os estudos indicam que a prática de aumentar a disponibilidade de legumes e verduras e o acesso a alimentos saudáveis, como frutas já descascadas e cortadas, também pode promover o consumo desses alimentos, que geralmente são evitados pelas crianças.[39-42]

Os estudos mostram que aumentar a familiaridade com um alimento por meio de exposição repetidas pode ser uma das chaves para a redução da neofobia alimentar e para aumentar a probabilidade de a criança aceitar experimentar. Todavia, esse efeito positivo depende de diversas características individuais da criança (idade, neofobia, seletividade, sensibilidade sensorial). Sugere-se que, ao introduzir novos alimentos, os cuidadores devem proporcionar entre 8 e 15 exposições repetidas para melhorar a aceitação da criança.[43]

Estabelecer regras e limites que consideram as necessidades da criança são padrões de comportamento dos pais que se mostraram associados a dietas mais saudáveis, maior consumo de frutas e legumes[44,45] e menor consumo de *snacks*[46] e bebidas adoçadas.[47] Exemplificando: quando os pais definem que comprar lanches (o que) de determinado restaurante (onde) é permitido aos finais de semana (quando), estão estabelecendo normas benéficas para a alimentação das crianças.[47] Conforme citado anteriormente, dependendo da forma como é aplicada a regra (ou limite), ela pode ser confundida com restrição, e a literatura é discrepante na forma de avaliar essa prática.[17,33]

Monitorar as crianças na alimentação significa "rastrear" o que elas comem, principalmente os chamados alimentos industrializados, doces e alimentos gordurosos, como *snacks* e *fast food*.[11,48] De acordo com a literatura, essa prática tende a se refletir em uma dieta mais saudável entre as crianças.[37,38] Entretanto, parece que o excesso de monitoramento não é adequado; o "grau" ideal pode depender do temperamento da criança, de sua idade e do estilo de alimentação, o que ressalta a sutileza e a particularidade de cada relação.[49,50]

Oferecer para as crianças um determinado controle sobre as suas escolhas alimentares parece ser positivo, já que, de acordo com diversos estudos, comportamentos extremos de controle ou permissividade por parte dos pais conferem à criança muito ou pouco poder sobre sua alimentação, surtindo efeitos negativos.[51,52] No entanto, essas escolhas devem ocorrer a partir de opções alimentares orientadas pelos pais, diante de uma oferta de limitado número de preparações.[33,53] Vaugh et al.[17] sugerem, ainda, que futuros estudos devam explorar a autonomia sobre a escolha, identificando se existe "ampla escolha permitida" ou "nenhuma escolha permitida" em relação aos alimentos apontados pelos pais como saudáveis.

Outro aspecto dessa dinâmica é a presença de um ambiente estruturado, com rotinas estabelecidas sobre local, horário, participação de familiares e limitação de distrações durante as refeições e lanches. Essas ações devem auxiliar a criança a perceber a chegada do momento da alimentação, reconhecer seus sinais de fome e saciedade e, aos poucos, ir ganhando autonomia.[15,24,54,55] As crianças comem melhor se estiverem com fome e concentradas no que estão fazendo. Seguindo essa lógica, os pais devem evitar oferecer beliscos, lanches, sucos e leite próximo à refeição. Também é seu papel limitar o uso de dispositivos eletrônicos (*tablets*, celular, televisão), que agem sobre a criança desviando a atenção ao alimento, confundindo os sinais de fome e saciedade e estimulando o consumo de alimentos industrializados.[56-60]

Assim, para dar suporte a autonomia e promover a independência dos filhos, os pais devem oferecer um espaço estruturado que permita escolhas autônomas orientadas e propicie o diálogo sobre o porquê das regras instituídas na alimentação. E é por meio desse relacionamento (que envolve a alimentação) que os pais devem sempre transmitir amor, reconhecimento e aceitação para a criança.[61,62]

De acordo com os estudos, os construtos para suporte e promoção da autonomia envolvem:

- educação nutricional por meio de mensagens adequadas para cada faixa etária;[33,63]
- envolvimento da criança na preparação e no planejamento das refeições;[33,40,64]

- encorajamento gentil para motivar a adoção de bons hábitos alimentares e dieta saudável;[65,66]
- elogios e *feedback* positivo quando ocorrerem progressos na alimentação;[67,68]
- racionalização para estimular as crianças a mudarem seus hábitos de forma lógica.[53,63]

Os estilos parentais e as características das práticas alimentares parentais de cada categoria estão resumidos na Tabela 1.

TABELA 1. **Estilo parental e prática alimentar parental.**

Estilo parental	Prática alimentar parental
Responsivo	Estabelecem limites e expectativas claras Fazem uso de diálogo racional e elogios para incentivar a alimentação saudável Ensinam conceitos de alimentação Exigem e encorajam seus filhos de forma sensível Estruturam a alimentação da criança
Controlador ou autoritário	Pressionam ou fazem algum tipo de restrição na alimentação Exercem altos níveis de controle (não responsivo) Ignoram as necessidades e os comportamentos da criança Praticam encorajamento diretivo (obrigações, imposições, uso de recompensas e punições)
Permissivo ou indulgente	Propõem poucos limites Cedem às pressões facilmente Refeições não estruturadas (a criança decide onde, quando e o que comer) Oferecem muitas opções de preparações Ignoram a autorregulação da criança de fome e saciedade
Não envolvido	Interagem pouco com a criança Propõem poucos limites Ignoram as necessidades e os comportamentos da criança

A ESCOLHA DE INSTRUMENTOS PARA A AVALIAÇÃO DOS ESTILOS PARENTAIS

Instrumentos padronizados são muito utilizados para auxiliar a avaliação de diferentes aspectos da saúde de crianças e adolescentes em pesquisas. O ponto de partida para as questões formuladas geralmente vem da experiência clínica dos profissionais que elaboram a escala ou da literatura científica sobre o tema. Esses instrumentos exercem grande influência nas decisões que envolvem cuidado, tratamento e/ou intervenções, assim como na elaboração de programas de saúde e políticas públicas.[69-71]

Os pesquisadores apontam que boas propriedades psicométricas são instrumentos úteis, capazes de gerar resultados mais confiáveis.

Apesar de o uso ser mais frequente em pesquisas científicas, alguns instrumentos – apresentados a seguir – também podem ser utilizados na prática clínica, a fim de expandir o conhecimento dos profissionais a respeito das relações que envolvem pais e filhos.[72,73]

Questionário de estilos parentais na alimentação

O questionário de estilos parentais na alimentação foi desenvolvido por Hughes et al. (2005)[7] e tem o objetivo de acessar os estilos parentais na alimentação com base nas dimensões parentais *demanda* e *resposta*. É composto por 19 questões em escala Likert de 5 pontos, ou seja, as respostas das perguntas podem variar entre: nunca, raramente, às vezes, quase sempre e sempre, que recebem a pontuação de 1 a 5, respectivamente. É possível fazer o cálculo de dois escores: o primeiro relacionado à dimensão demanda (média das respostas das 19 questões), e o segundo, à dimensão resposta (média das respostas de 7 questões específicas divididas pela média das 19 questões). De acordo com o escore alcançado em cada uma das dimensões, realiza-se a classificação parental, dividindo os pais nos quatro estilos parentais.[7]

Essa é uma ferramenta validada e utilizada em diversos estudos norte-americanos e ao redor do mundo com diferentes populações.[7,74] No Brasil, após ser realizada a tradução e a adaptação transcultural, o questionário foi aplicado em mais de 450 famílias, em uma pesquisa realizada no pronto-socorro do Sabará Hospital Infantil, com o intuito de validar o uso na população brasileira e também verificar o quão fácil é a aplicação dessa ferramenta, que pode ser autorrespondida em tempo médio de cinco minutos.

Na ocasião, o questionário foi aplicado em pais de crianças com e sem dificuldade alimentar, o que, em alguns momentos, diferenciava claramente a preocupação dos pais.

É importante notar que essa aplicação foi realizada no pronto-socorro, em uma situação não usual da criança. Por vezes, os pais estavam mais aflitos do que se tivessem sido abordados no ambiente escolar ou em casa. Apesar de ter sido solicitado que tentassem desconsiderar os últimos sete dias da alimentação da criança e o momento que estavam vivendo, sabemos que isso pode ter exercido alguma influência no resultado.

Parent Mealtime Action Scale (PMAS)

O *Parent Mealtime Action Scale* (PMAS) foi originalmente desenvolvido por Hendy et al. (2009)[53] e validado em pais de crianças norte-americanas. Em 2013, esse instrumento foi validado por Petty et al. para a população brasileira.[57]

Em comparação com outros questionários que avaliam percepções, preocupações, atitudes e estilos parentais, o PMAS tem como diferencial a opção de ser aplicado para identificar práticas frequentemente utilizadas pelos pais durante a alimentação. O PMAS avalia a frequência (nunca, às vezes, sempre) com que os pais apresentam determinados comportamentos em relação à alimentação dos filhos, como:

- disponibilidade diária de frutas e hortaliças;
- modelo de consumo de guloseimas;
- uso de recompensa;
- muitas opções alimentares;
- redução de gordura;
- refeições especiais;
- limites para guloseimas;
- persuasão positiva;
- insistência para comer.

Comprehensive Feeding Practices Questionnaire (CFPQ)

O *Comprehensive Feeding Practices Questionnaire* (CFPQ) foi desenvolvido por Musher-Eizenman e Kiefner[75] para para avaliar a população norte-americana quanto às práticas alimentares parentais de pais de crianças entre 2 e 8 anos de idade. Foi validado para a população brasileira por Warkentin et al.,[76] delineado para crianças entre 2 e 5 anos de idade, e é composto pelas seguintes sessões:

1. Orientação para uma alimentação saudável.
2. Pressão para comer.
3. Comida como recompensa.
4. Ambiente.
5. Controle da criança.

Children's Eating Behaviour Questionnaire (CEBQ)

Como observado anteriormente, dada a bidirecionalidade da relação entre pais e filhos na alimentação, é importante, além de avaliar os pais, ter um olhar cuidadoso para o comportamento e as atitudes das crianças.

O *Children's Eating Behaviour Questionnaire* (CEBQ) foi desenvolvido por Wardle et al. (2001)[77] e posteriormente adaptado para a população portuguesa por Viana e Sinde (2008),[78] tendo como referencial teórico o conhecimento sobre as causas alimentares da obesidade,[79] com ênfase naquelas que eram determinantes dos comportamentos das crianças.

É um instrumento que mede a frequência (nunca, raramente, às vezes, frequentemente, sempre) com que a criança apresenta determinados comportamentos em relação à alimentação, que são classificados em oito dimensões:

1. Responsividade alimentar.
2. Prazer por comer.
3. Aumento do consumo alimentar em resposta às emoções.
4. Interesse por bebidas.
5. Resposta à saciedade.
6. Lentidão para comer.

7. Dificuldade alimentar.
8. Redução do consumo alimentar em resposta às emoções.

Parent-Child Feeding Scale (FS) e Parent-Child Play Scale for Use in Children with Feeding Disorders (Play Scale)

Ambos os instrumentos foram desenvolvidos por Chatoor et al. para avaliar as interações entre mães e filhos em dois contextos diferentes da rotina da criança, especificamente na alimentação e nos momentos de brincadeiras.[73,80] O *Parent-Child Feeding Scale* (FS) é indicado para avaliar crianças entre 6 meses e 3 anos de idade e o *Parent-Child Play Scale for Use in Children with Feeding Disorders* (Play Scale), para crianças de 1 a 3 anos de idade, produzindo classificações globais da interação mãe-criança durante gravações em vídeo de 10 (Play Scale) e 20 (FS) minutos.

As escalas consistem em uma lista de comportamentos na interação entre mãe e criança, que, posteriormente, são avaliados por observadores treinados. Sugere-se o uso desses instrumentos na prática clínica, para o diagnóstico e o tratamento de problemas precoces com a alimentação, com o objetivo de identificar dificuldades e monitorar mudanças no seguimento de terapias propostas.

A EXPERIÊNCIA DAS PESQUISAS DO CENDA REALIZADAS NO PRONTO-SOCORRO DO SABARÁ HOSPITAL INFANTIL

Um dos diferenciais do CENDA do Instituto Pensi é trabalhar simultaneamente as três frentes de ação dentro desse tema: atendimento em saúde, ensino e pesquisa. Culturalmente, os locais e profissionais de saúde brasileiros ainda não assumiram que a pesquisa precisa ser, de fato, um processo contínuo, inserido no fluxo de trabalho cotidiano. O Brasil deixa de conhecer muito da saúde da população em razão da escassez de pesquisas executadas, por exemplo, no Sistema Único de Saúde (SUS), pelo qual milhões de brasileiros são atendidos diariamente.

O Instituto Pensi está inserido dentro da estrutura do Sabará Hospital Infantil. A Fundação José Luiz Egydio Setúbal tem, como uma das premissas básicas, o incentivo à pesquisa. Uma das opções do CENDA para alcançar um maior número de voluntários é a utilização do público que se apresenta ao pronto atendimento diariamente. Nesse contexto, é preciso considerar que a emergência representa uma situação ameaçadora, e a família está emocionalmente sensibilizada em razão da vulnerabilidade do estado de saúde da criança e pelo estresse que a situação impõe. Ainda que a ida ao pronto-socorro seja por uma questão de pouca gravidade, a própria mudança de rotina, a necessidade de licença do trabalho e a disponibilidade de tempo podem causar desconforto e pressão nos pais. Por isso, ao eleger o local de coleta de dados, o pesquisador deve conhecer bem a dinâmica de funcionamento da instituição e seu público, para, assim, planejar a melhor forma de abordar a população a ser estudada.

Para abordar os pais no ambiente hospitalar, é importante que, primeiramente, o pesquisador realize uma observação. Atualmente, com a disponibilidade de acesso à internet em locais públicos, muitos cuidadores se mantêm trabalhando enquanto aguardam serem chamados para o atendimento médico. Outra cena comum são pais afoitos correndo atrás de seus filhos, relatando "que a criança melhorou só de entrar no pronto-socorro".

Entretanto, em alguns casos, as crianças se mostram abatidas e se mantêm no colo dos pais por horas, à espera de atendimento ou retorno de exames.

De forma geral, tendo cautela para identificar o melhor momento da abordagem, os pais se mostram receptivos para a apresentação da pesquisa. Esse momento é muito importante, pois, ao receber a informação que o trabalho tem o respaldo de instituições reconhecidas (no caso, o CENDA do Instituto Pensi, do Sabará Hospital Infantil), os pais se mostram mais confortáveis e dispostos a continuar a escuta.

O segundo grande desafio é a leitura atenta do termo de consentimento livre e esclarecido (TCLE), que é um documento objetivo e extenso, pois contém todo o detalhamento da pesquisa. A partir dessa leitura, surgem dúvidas relacionadas à divulgação dos dados, anonimato, obrigatoriedade de coleta de dados antropométricos, dentre outras, que devem ser esclarecidas com muita segurança pelo pesquisador. As instruções de preenchimento de dados de cadastro (p.ex., nome sem abreviação, uso de letra de forma, parentesco) e a assinatura do TCLE de acordo com as normas podem constar em um documento à parte, como material de apoio para ser oferecido ao final da leitura do TCLE. É muito frequente a ocorrência de rasuras e erros no preenchimento do TCLE, cabendo ao pesquisador atentar-se a falhas e correções.

A partir do momento em que os pais começam a preencher a pesquisa, o pesquisador tem a oportunidade de se conectar com a criança. Essa aproximação é importante tanto no sentido de criar um espaço para os pais responderem o questionário com mais calma como também para estabelecer um pequeno vínculo antes da coleta de dados de antropometria. Essa aproximação deve acontecer por meio de atividades lúdicas simples, para cativar a criança (desenhos, dobraduras, adesivos, jogo da velha, livros), e sempre após o consentimento dos pais (p.ex., "Tudo bem se eu distrair o seu filho enquanto o senhor preenche a pesquisa?").

Durante a apresentação da pesquisa, algumas crianças fazem brincadeiras e movimentos para chamar a atenção do pesquisador (tentam responder algumas questões quando ouvem algo familiar, como perguntas sobre a alimentação, querendo contar o que comeram no dia ou o que gostam de levar de lanche para a escola), mas outras permanecem agarradas aos pais, com receio da abordagem, principalmente quando o pesquisador está de avental branco.

A antropometria da criança deve ser realizada em local privado, para que seja possível despir o máximo de roupas e adereços. Apesar da tensão pela espera do atendimento médico, esse é um momento em que os pais se mostram motivados, pois estão interessados nas medidas atualizadas de peso e estatura. Antes de começar, o pesquisador deve perguntar para a criança se ela aceita realizar o procedimento e deve mostrar como funcionam o antropômetro e a balança, a fim de tranquilizá-la.

É frequente a interrupção do preenchimento do questionário pela chamada da senha para o atendimento médico. Diante disso, utilizar questionários mais curtos trará maior agilidade e eficiência para a pesquisa.

Em caso de questionários mais extensos, o envio posterior, por *e-mail* ou aplicativo de mensagem, é uma alternativa possível, porém, a taxa de resposta é baixa, representando um método mais trabalhoso e demorado.

Esses fatos levam a uma importante reflexão sobre o método de coleta de dados. Tradicionalmente, por muitos anos, a maioria das pesquisas foi realizada de forma manual, com os dados anotados em papel para posterior transcrição para programas de análise no computador. Apesar de a internet ter surgido na década de 1960 nos Estados Unidos, ela só foi amplamente disponibilizada, no Brasil, em 1995, e é a partir daí que passaram a surgir versões *on-line* de pesquisa para meios educacionais e outros setores.

Atualmente, existem diversas plataformas gratuitas ou pagas para a realização de pesquisas, sendo algumas especializadas na área da saúde. Esse sistema tem diversas vantagens:

- redução dos custos com impressão e papel;
- melhor produtividade, pois permite acessar um maior número de pessoas simultaneamente;
- possibilidade de personalização da pesquisa;
- agilidade para exportação dos dados para programas de análises estatísticas.

No entanto, é importante ressaltar a necessidade de uma rede de *wi-fi* bastante segura e consistente, além do investimento em *tablets* ou dispositivos de fácil utilização, para que não haja perda de dados durante a coleta.

Independentemente do local e das ferramentas escolhidas, o pesquisador deve ser uma pessoa gentil e empática, com sensibilidade para avaliar o momento adequado da sua aproximação e cativar o seu entrevistado. A partir desse contato cuidadoso, podem surgir trocas muito interessantes entre entrevistado e pesquisador, para além da pesquisa.

Como forma de orientação, a Tabela 2 apresenta os itens fundamentais a serem considerados na coleta de dados para pesquisas em um pronto atendimento infantil.

TABELA 2. **Itens fundamentais a serem considerados na coleta de dados para pesquisas em um pronto atendimento infantil.**
Uso de identificação e uniforme conforme orientação do hospital
Ficar atento às normas de conduta do hospital
Ser gentil e cuidadoso ao abordar os pais
Usar questionários validados, curtos e fáceis de serem aplicados e respondidos
Agilidade nas anotações
Equipe treinada
Realizar a entrevista sobre a criança somente com os pais e/ou responsável legal, em razão das normas do Comitê de Ética
Ficar atento à leitura e ao preenchimento do termo de consentimento livre e esclarecido
Carregar consigo material lúdico para entreter a criança e facilitar o processo da entrevista com os pais
Utilizar a tecnologia sempre que possível (p.ex., coletando os dados em *tablets*), a fim de evitar o viés na pesquisa e o uso de papel

A Tabela 3 apresenta as principais características da pesquisa com coleta de dados em um pronto-socorro infantil.

TABELA 3. **Principais características da pesquisa com coleta de dados em um pronto atendimento infantil.**
Estrutura organizada para suporte a pesquisa
Horário ampliado para a coleta de dados
Possibilidade de uma amostra grande
Público com características sociodemográficas bem definidas
Ampla faixa etária atendida (0 a 18 anos)

REFERÊNCIAS

1. Power TG. Parenting dimensions and styles: a brief history and recommendations for future research. Child Obes. 2013;9(Suppl 1):S14-S21.
2. Shloim N, Edelson LR, Martin N, Hetherington MM. Parenting styles, feeding styles, feeding practices, and weight status in 4-12 year-old children: a systematic review of the literature. Front Psychol. 2015;6:1849.
3. Ventura AK, Birch LL. Does parening affect children's eating and weight status? Int J Behav Nutr Phys Act. 2008;5:15.
4. Darling N, Steinberg L. Parenting style as context: an integrative model. Psychol Bull. 1993;113(3):487-496.
5. Baumrind D. Child care practices anteceding three patterns of preschool behavior. Genet Psychol Monogr. 1967;75(1):43-88.
6. Maccoby E, Martin J. Socialization in the context of the family: parent-child interaction. In: Mussen PH (ed). Handbook of child psychology. Wiley: New York, 1983.
7. Hughes SO, Power TG, Fisher JO, Mueller S, Nicklas TA. Revisiting a neglected construct: parenting styles in a child-feeding context. Appetite. 2005;44(1):83-92.
8. Hennessy E, Hughes SO, Goldberg JP, Hyatt RR, Economos CD. Parent behavior ad child weight status among a diverse group of underserved rural families. Appetite. 2010;54(2):369-377.
9. Arlinghaus KR, Vollrath K, Hernandez DC, Momin SR, O'Connor TM, Power TG et al. Authoritative parent feeding style is associated with better child dietary quality at dinner among low-income minority families. AM J Clin Nutr. 2018;108(4):730-736.
10. Hughes SO, Power TG, O'Connor TM, Fisher JO, Chen TA. Maternal feeding styles and food parenting practices as predictors of longitudinal changes in weight status in hispanic preschoolers from low-income families. J Obes. 2016;2016:7201082.

11. Birch LL, Davison KK. Family environmental factors influencing the developing behavioral controls of food intake and childhood overweight. Pediatr Clin North Am. 2001;48(4):893-907.
12. Gillison FB, Rouse P, Standage M, Sebire SJ, Ryan RM. A meta-analysis of techniques to promote motivation for health behaviour change from a self-determination theory perspective. Health Psychol Rev. 2019;13(1):110-130.
13. Bandura A, Bussey K. On broadening the cognitive, motivational, and sociostructural scope of theorizing about gender development and functioning: comment on Martin, Ruble, and Szkrybalo (2002). Psychol Bull. 2004;130(5):691-701.
14. Zacarías G, Shamah-Levy T, Elton-Puente E, Garbus P, García OP. Development of an intervention program to prevent childhood obesity targeted to Mexican mothers of school-aged children using intervention mapping and social cognitive theory. Eval Program Plann. 2019;74:27-37.
15. Fries LR, van der Horst K. Parental feeding practices and associations with children's food acceptance and picky eating. Nestle Nutr Inst Workshop Ser. 2019;91:31-39.
16. O'Connor TM, Mâsse LC, Tu AW, Watts AW, Hughes SO, Beauchamp MR et al. Food parenting practices for 5 to 12 year old children: a concept map analysis of parenting and nutrition experts input. Int J Behav Nutr Phys Act. 2017;14(1):122.
17. Vaughn AE, Ward DS, Fisher JO, Faith MS, Hughes SO, Kremers SP et al. Fundamental constructs in food parenting practices: a content map to guide future research. Nutr Rev. 2016;74(2):98-117.
18. Kerzner B, Milano K, MacLean Jr WC, Berall G, Stuart S, Chatoor I. A practical approach to classifying and managing feeding difficulties. Pediatrics. 2015;135(2):344-353.
19. Patrick H, Nicklas TA, Hughes SO, Morales M. The benefits of authoritative feeding style: caregiver feeding styles and children's food consumption patterns. Appetite. 2005;44(2):243-249.

20. Hughes SO, Shewchuk RM, Baskin ML, Nicklas TA, Qu H. Indulgent feeding style and children's weight status in preschool. J Dev Behav Pediatr. 2008;29(5):403-410.
21. Hoffman ML. Moral development. In: Mussen PH (ed). Carmichaels's manual of child psychology. v.2. New York: Wiley, 1970.
22. Loth KA, MacLehose RF, Fulkerson JA, Crow S, Neumark-Sztainer D. Eat this, not that! Parental demographic correlates of food-related parenting practices. Appetite. 2013;60(1):140-147.
23. Wehrly SE, Bonilla C, Perez M, Liew J. Controlling parental feeding practices and child body composition in ethnically and economically diverse preschool children. Appetite. 2014;73:163-171.
24. Barber BK. Parental psychological control: revisiting a neglected construct. Child Dev. 1996;67(6):3296-3319.
25. Brown SD, Harris G. A theoretical proposal for a perceptually driven, food-based disgust that can influence food acceptance during early childhood. Inter J Child Health Nutr. 2012;1:1-10.
26. Galloway AT, Fiorito LM, Francis LA, Birch LL. 'Finish your soup': counterproductive effects of pressuring children to eat on intake and affect. Appetite. 2006;46(3):318-323.
27. Orrell-Valente JK, Hill LG, Brechwald WA, Dodge KA, Pettit GS, Bates JE. "Just three more bites": an observational analysis of parents' socialization of children's eating at mealtime. Appetite. 2007;48(1):37-45.
28. Farrow CV, Blissett J. Controlling feeding practices: cause or consequence of early child weight? Pediatrics. 2008;121(1):e164-e169.
29. Kiefner-Burmeister AE, Hoffmann DA, Meers MR, Koball AM, Musher-Eizenman DR. Food consumption by young children: a function of parental feeding goals and practices. Appetite. 2014;74:6-11.
30. Jansen E, Mulkens S, Emond Y, Jansen A. From the Garden of Eden to the land of plenty. Restriction of fruit and sweets intake leads to increased fruit and sweets consumption in children. Appetite. 2008;51(3):570-575.

31. Ogden J, Cordey P, Cutler L, Thomas H. Parental restriction and children's diets. The chocolate coin and Easter egg experiments. Appetite. 2013;61(1):36-44.
32. Rodgers RF, Paxton SJ, Massey R, Campbell KJ, Wertheim EH, Skouteris H et al. Maternal feeding practices predict weight gain and obesogenic eating behaviors in young children: a prospective study. Int J Behav Nutr Phys Act. 2013;10:24.
33. Musher-Eizenman D, Holub S. Comprehensive feeding practices questionnaire: validation of a new measure of parental feeding practices. J Pediatr Psychol. 2007;32(8):960-972.
34. Pratt M, Hoffmann D, Taylor M, Musher-Eizenman D. Structure, coercive control, and autonomy promotion: a comparison of fathers' and mothers' food parenting strategies. J Health Psychol. 2019;24(13):1863-1877.
35. Walton K, Kuczynski L, Haycraft E, Breen A, Haines J. Time to re-think picky eating? A relational approach to understanding picky eating. Int J Behav Nutr Phys Act. 2017;14(1):62.
36. Goodell LS, Johnson SL, Antono AC, Power TG, Hughes SO. Strategies low-income parents use to overcome their children's food refusal. Matern Child Health J. 2017;21(1):68-76.
37. Jansen PW, de Barse LM, Jaddoe VWV, Verhulst FC, Franco OH, Tiemeier H. Bi-directional associations between child fussy eating and parents' pressure to eat: Who influences whom? Physiol Behav. 2017;176:101-106.
38. Edelson LR, Mokdad C, Martin N. Prompts to eat novel and familiar fruits and vegetables in families with 1-3 year-old children: relationships with food acceptance and intake. Appetite. 2016;99:138-148.
39. Lora KR, Branscum PW, Chen S, Wakefield D. Home food environment factors associated with hispanic preschoolers' intake of fruits and vegetables. Fam Community Health. 2019;42(4):261-270.

40. DeCosta P, Møller P, Frøst MB, Olsen A. Changing children's eating behaviour – a review of experimental research. Appetite. 2017;113:327-357.
41. Caton SJ, Blundell P, Ahern SM, Nekitsing C, Olsen A, Møller P et al. Learning to eat vegetables in early life: the role of timing, age and individual eating traits. PLoS One. 2014;9(5):e97609.
42. Appleton KM. Greater fruit selection following an appearance-based compared with a health-based health promotion poster. J Public Health (Oxf). 2016;38(4):731-738.
43. Carruth BR, Ziegler PJ, Gordon A, Barr SI. Prevalence of picky eaters among infants and toddlers and their caregivers' decisions about offering a new food. J Am Diet Assoc. 2004;104(1 Suppl 1):s57-s64.
44. Verzeletti C, Maes L, Santinello M, Baldassari D, Vereecken CA. Food-related family lifestyle associated with fruit and vegetable consumption among young adolescents in Belgium Flanders and the Veneto Region of Italy. Appetite. 2010;54(2):394-397.
45. Wyse R, Campbell E, Nathan N, Wolfenden L. Associations between characteristics of the home food environment and fruit and vegetable intake in preschool children: a cross-sectional study. BMC Public Health. 2011;11:938.
46. Corsini N, Kettler L, Danthiir V, Wilson C. Parental feeding practices to manage snack food intake: associations with energy intake regulation in young children. Appetite. 2018;123:233-240.
47. Lopez NV, Schembre S, Belcher BR, O'Connor S, Maher JP, Arbel R et al. Parenting styles, food-related parenting practices, and children's healthy eating: a mediation analysis to examine relationships between parenting and child diet. Appetite. 2018;128:205-213.
48. Damen FWM, Steenbekkers BLPA, Fogliano V, Luning PA. Youngest versus oldest child: why does mothers' snack choice differ? Appetite. 2020;144:104455.

49. Mellin AE, Neumark-Sztainer D, Story M, Ireland M, Resnick MD. Unhealthy behaviors and psychosocial difficulties among overweight adolescents: the potential impact of familial factors. J Adolesc Health. 2002;31(2):145-153.
50. Haycraft E, Blissett J. Predictors of paternal and maternal controlling feeding practices with 2- to 5-year-old children. J Nutr Educ Behav. 2012;44(5):390-397.
51. Faith MS, Kerns J. Infant and child feeding practices and childhood overweight: the role of restriction. Matern Child Nutr. 2005;1(3):164-168.
52. Hennessy E, Hughes SO, Goldberg JP, Hyatt RR, Economos CD. Permissive parental feeding behavior is associated with an increase in intake of low-nutrient-dense foods among American children living in rural communities. J Acad Nutr Diet. 2012;112(1):142-148.
53. Hendy HM, Williams KE, Camise TS, Eckman N, Hedemann A. The Parent Mealtime Action Scale (PMAS). Development and association with children's diet and weight. Appetite. 2009;52(2):328-339.
54. Black MM, Aboud FE. Responsive feeding is embedded in a theoretical framework of responsive parenting. J Nutr. 2011;141(3):490-494.
55. Finnane JM, Jansen E, Mallan KM, Daniels LA. Mealtime structure and responsive feeding practices are associated with less food fussiness and more food enjoyment in children. J Nutr Educ Behav. 2017;49(1):11-18.
56. Matheson DM, Killen JD, Wang Y, Varady A, Robinson TN. Children's food consumption during television viewing. Am J Clin Nutr. 2004;79(6):1088-1094.
57. Petty MLB, Escrivão MAMS, Souza AAL. Preliminary validation of the Parent Mealtime Action Scale and its association with food intake in children from São Paulo, Brazil. Appetite. 2013;62:166-172.
58. Longacre MR, Drake KM, Titus LJ, Harris J, Cleveland LP, Langeloh G et al. Child-targeted TV advertising and preschoolers' consumption of high-sugar breakfast cereals. Appetite. 2017;108:295-302.
59. Maurer BT, Taylor LC. The effect of digital media on children in their formative years. JAAPA. 2020;33(5):46-51.

60. Akintade OO, Abdulkadir MB, Saka AO, Adedoyin OT. Impact of screen use on nutritional status. Niger J Paediatr. 2020;47(2):85-90.

61. Grolnick WS, Beiswenger J, Price CE. Stepping up without overstepping: disentangling parenting dimensions and their implications for adolescent adjustment. In: Kerr M, Sattin H (eds). Advances in research on parenting. New York: Wiley, 2008. p.211-237.

62. Grolnick WS. The role of parents in facilitating autonomous self-regulation for education. Theory and Research in Education. 2009;7(2):164-173.

63. Zeinstra GG, Koelen MA, Kok FJ, van der Laan N, de Graaf C. Parental child-feeding strategies in relation to Dutch children"s fruit and vegetable intake. Public Helath Nutr. 2010;13(6):787-796.

64. van der Horst K. Overcoming picky eating. Eating enjoyment as a central aspect of children's eating behaviors. Appetite. 2012;58(2):567-574.

65. Cooke LJ, Chambers LC, Añez EV, Wardle J. Facilitating or undermining? The effect of reward on food acceptance. A narrative review. Appetite. 2011;57(2):493-497.

66. Berge JM. A review of familial correlates of child and adolescent obesity: what has the 21st century taught us so far? Int J Adolesc Med Health. 2009;21(4):457-483.

67. Kamins ML, Dweck CS. Person versus process praise and criticism: implications for contingent self-worth and coping. Dev Psychol. 1999;35(3):835-847.

68. Gunderson EA, Gripshover SJ, Romero C, Dweck CS, Goldin-Meadow S, Levine SC. Parent praise to 1- to 3-year-olds predicts children's motivational frameworks 5 years later. Child Dev. 2013;84(5):1526-1541.

69. Streiner DL. Thinking small: research designs appropriate for clinical practice. Can J Psychiatr. 1998;43(7):737-741.

70. Cano SJ, Hobart JC. The problem with health measurement. Patient Prefer Adherence. 2011;5:279-290.

71. Marx RG, Bombardier C, Hogg-Johnson S, Wright JG. Clinimetric and psychometric strategies for development of a health measurement scale. J Clin Epidemiol. 1999;5(2):105-111.

72. Lin CC, Ni YH, Lin LH, Lau BH, Chao HC, Lee HC. Effectiveness of the IMFeD tool for the identification and management of feeding difficulties in Taiwanese children. Pediatr Neonatol. 2018;(5):507-514.

73. Chatoor I, Hommel S, Sechi C, Lucarelli L. Development of the parent-child play scale for use in children with feeding disorders. Infant Ment Health J. 2018;39(2):153-169.

74. Hughes SO, Anderson CB, Power TG, Micheli N, Jaramillo S, Nicklas TA. Measuring feeding in low income African-American and Hispanic parents. Appetite. 2006;46(2):215-223.

75. Musher-Eizenman DR, Kiefner A. Food parenting: a selective review of current measurement and an empirical examination to inform future measurement. Child Obes. 2013;9(Suppl):S32-S9.

76. Warkentin S, Mais LA, Latorre MRDO, Carnell S, Taddei JAAC. Validation of the comprehensive feeding practices questionnaire in parents of preschool children in Brazil. BMC Public Health. 2016;16:603.

77. Wardle J, Guthrie CA, Sanderson S, Rapoport L. Development of the Children's Eating Behaviour Questionnaire. J Child Psychol Psychiatry. 2001;42(7):963-970.

78. Viana V, Sinde S. O comportamento alimentar em crianças: estudo de validação de um questionário numa amostra portuguesa (CEBQ). Ana Psicologica. 2008;1:111-120.

79. Wardle J. Eating behaviour and obesity. Obes Rev. 2007;8(Suppl 1):73-75.

80. Chatoor I, Getson P, Menvielle E, Brasseaux C, O'Donnell R, Rivera Y, Mrazek DA. A feeding scale for research and clinical practice to assess mother–infant interactions in the first three years of life. Infant Mental Health J. 1997;18(1):76-91.

Seção 2
Acompanhamento da criança com dificuldades alimentares

Capítulo 7 – Acompanhamento médico pediátrico

Capítulo 8 – Acompanhamento nutricional

Capítulo 9 – Acompanhamento fonoaudiológico

Capítulo 10 – Terapia de alimentação responsiva

Capítulo 11 – A atuação do psicólogo no CENDA (Centro de Excelência em Nutrição e Dificuldades Alimentares)

7

Acompanhamento médico pediátrico

Nathalia Gioia de Paula
Mauro Fisberg

OS PRINCIPAIS SINAIS DE ALERTA MÉDICOS PARA ACOMPANHAMENTO

Durante o desenvolvimento infantil, 20 a 60% das crianças com desenvolvimento típico apresentam dificuldades alimentares (DA). Em crianças com alterações do desenvolvimento, a prevalência desses sintomas é por volta de 80%. Quando interrogadas, até 50% das mães reclamam que ao menos um de seus filhos come pouco ou mal, o que representa, aproximadamente, 20 a 30% das crianças. Nesse grupo, a maioria apresenta comportamento alimentar típico (percepção equivocada dos pais) ou DA leves, sendo importante a distinção entre esses dois grupos. Apenas 1 a 5% dos casos correspondem a distúrbios alimentares que cursam com alterações nutricionais, orgânicas e emocionais graves. Entretanto, qualquer criança com sintomas relacionados à alimentação e à recusa alimentar que enfrente a ansiedade de pais desamparados pode sofrer consequências, o que torna, até mesmo, os quadros mais leves de DA um problema de saúde.

No Centro de Excelência em Nutrição e Dificuldades Alimentares (CENDA) do Instituto Pensi, a maioria dos casos de DA atendida é relacionada ao comportamento alimentar da criança, às práticas adotadas pelos pais no processo de alimentação ou a um evento gatilho que dá início à recusa alimentar. Um gatilho frequente é a presença de uma alteração orgânica (estrutural, anatômica ou funcional) que predispõe, precipita ou perpetua os sintomas relacionados à alimentação, causando dificuldades alimentares relacionadas a doenças orgânicas (DA relacionada a DO). Assim, a atribuição de sintomas relacionados à alimentação e da DA a uma condição orgânica de base implica que a DA decorra de alterações orgânicas que provocam recusa alimentar, baixo apetite ou medo de comer. Na Tabela 1, estão listados exemplos de condições orgânicas e as características que conferem maior vulnerabilidade para dificuldades alimentares nesses pacientes.

A Tabela 2 descreve as alterações frequentemente presentes em pacientes com condições orgânicas que interferem no processo de alimentação da criança, levando à DA.

TABELA 1. **Doenças orgânicas e características clínicas que conferem maior vulnerabilidade para dificuldades alimentares.**

Doenças orgânicas que conferem maior vulnerabilidade para DA	Características que interferem na alimentação
Prematuridade	Hipotonia muscular, alteração de neurodesenvolvimento, comorbidades associadas, baixa estatura e RCIU*, desnutrição crônica, carência de micronutrientes, hospitalização prolongada, tratamentos invasivos e dolorosos
Erros inatos do metabolismo	Hipotonia muscular, alteração de neurodesenvolvimento, restrições alimentares, uso prolongado de dieta enteral ou parenteral, intolerância a componentes da dieta
Doenças neurológicas	Hipotonia muscular, alteração de neurodesenvolvimento, disfagia, dismotilidade gastrointestinal, alterações ortopédicas e posturais, alterações de motricidade e motricidade oral, doença do refluxo gastroesofágico, gastroparesia, constipação intestinal, uso de medicamentos, supercrescimento bacteriano
Doenças cardiovasculares e respiratórias crônicas	Exacerbação de sintomas, restrição de volume, alterações de sensorialidade e motricidade oral, dispneia, tratamentos invasivos e hospitalizações frequentes, suporte ventilatório
Cromossomopatias e síndromes genéticas	Dismorfismos orofaciais, hipotonia muscular, alteração de neurodesenvolvimento, disfagia, dismotilidade gastrointestinal, alterações ortopédicas e posturais, alterações de motricidade e motricidade oral, doença do refluxo gastroesofágico, gastroparesia, constipação intestinal, uso de medicamentos
Doenças gastrointestinais**	Sintomas relacionados à alimentação, restrições alimentares, dor e desconforto, náuseas, diarreia

*RCIU: restrição de crescimento intrauterino.

**Alergia alimentar, doença celíaca, esofagite eosinofílica, doença do refluxo gastroesofágico, constipação intestinal, acalasia.

TABELA 2. **Alterações que restringem a alimentação em crianças com comorbidades orgânicas.**

Dor, irritabilidade e desconforto desencadeados pela alimentação
Alterações anatômicas, redução da força muscular
Distúrbios de deglutição
Intervenções e tratamentos dolorosos ou desagradáveis
Privação do prazer relacionado à alimentação (hospitalização, sondas para nutrição)
Atraso do desenvolvimento motor, motor-oral e da sensorialidade oral

A ausência de fatores orgânicos caracteriza uma DA não relacionada a DO, na maioria dos pacientes atendidos no CENDA. Nesses casos, nenhuma DO pode ser identificada como causa dos sintomas relacionados à alimentação no momento da avaliação, sugerindo que estejam relacionados a fatores de etiologia não orgânica (ambientais, sociais, emocionais e comportamentais). Em ambos os casos, a prevalência de DO como gatilho é alta, evidenciando, novamente, a interferência de comorbidades no processo de alimentação.

Além de sintomas de dor, desconforto, alterações do paladar, do apetite e da digestão, as DO provocam mudanças nas práticas alimentares adotadas pelos pais e cuidadores (como estilo de alimentação intrusivo e persecutório), o que também contribui para o estabelecimento de problemas com a alimentação.

Algumas classificações, como a do *Manual de diagnóstico e estatístico de doenças mentais* - 4ª edição (DSM-IV), são simplistas demais e não contribuem para a diferenciação entre DA associadas e não associadas a DO. De fato, realizar diagnósticos diferenciais de DO a partir sintomas relacionados à alimentação é desafiador e requer um alto grau de suspeição. A abordagem de DA proposta por alguns grupos ainda requer alterações de estado nutricional ou *failure to thrive*, excluindo grande proporção de crianças que têm DA sem comprometimento pôndero-estatural ou que mantêm ganho de peso e crescimento adequados por meio de vias alternativas de alimentação. Dessa forma, os critérios diagnósticos existentes até o momento dispensam uma extensa investigação complementar para distinguir crianças que apresentam sintomas de DA secundários a uma DO.

A classificação que mais se aproximou de uma representação adequada das etiologias de DA foi a elaborada por Kerzner (2015), que demonstra que os três padrões de DA (apetite limitado, seletividade, medo de comer), independentemente da gravidade, podem ser causados por DO.[1] A interpretação equivocada dos pais também foi incluída como potencial etiologia de qualquer apresentação de DA, aumentando a amplitude do conceito de DA e a sensibilidade dessa classificação às apresentações mais típicas ou leves, que também requerem um olhar atento.

Nos casos de percepção equivocada dos pais, chama atenção a desproporção entre o excesso de preocupação dos pais e a ausência de alterações pôndero-estaturais. Isso ocorre com frequência em crianças prematuras, que comem pouco porque são pequenas, mas crescem de forma adequada; no entanto, a percepção dos pais é de que são pequenas porque comem pouco.

Apesar da inquestionável contribuição das propostas de classificação das DA, todas elas falham em categorizar as infinitas, e talvez inclassificáveis, possibilidades de sobreposições, associações, interferências e contribuições das diferentes etiologias de DA em um mesmo caso, principalmente considerando a evolução da DA ao longo do tempo de acompanhamento. Essa dificuldade reside no fato de o desenvolvimento da alimentação ser um processo mutável, individual, dinâmico, resultante de interações e relações.

Para melhor compreensão da etiologia e da evolução das DA na infância, é necessário ter clareza de que a relação da DA com uma DO não exclui a coexistência de fatores ambientais, psicossociais e comportamentais, que interferem na alimentação da criança e que, por sua vez, podem ser engatilhados pela própria DA. Após a resolução ou correção dos gatilhos orgânicos, a permanência de fatores não orgânicos, que são, justamente, os mais difíceis de modificar, leva à persistência da DA. Isso significa que, mesmo que um evento agudo possa precipitar uma DA, é fundamental identificar os fatores ambientais, psicossociais e comportamentais associados que podem levar à persistência da dificuldade após a resolução do quadro agudo. Da mesma forma, a relação com fatores não orgânicos não descarta a presença simultânea de comorbidades orgânicas que não provoquem alterações na alimentação da criança. A distinção entre os casos em que a DO é o principal fator causal ou apenas uma comorbidade associada à DA é fundamental para a eficácia do tratamento.

No que concerne à relação de DA e DO, a maioria das pesquisas inclui pacientes acometidos por condições crônicas, como deficiências motoras, malformações e alterações do desenvolvimento. Entretanto, é importante lembrar que condições agudas e transitórias, como resfriado comum, bronquiolite, estomatite e pneumonias comunitárias, são muito presentes no histórico dos pacientes atendidos no CENDA. Nesses casos, a família reconhece a DO como o fator gatilho, especialmente nos casos em que houve hospitalização e necessidade de cuidados mais intensivos, como alimentação por sondas, intubação orotraqueal, aspiração de vias aéreas superiores e uso de terapias e medicamentos que alterem o paladar (p.ex., radioterapia).

A evolução de uma DA relacionada a uma DO para uma não relacionada resulta do ciclo iniciado pela intolerância dos pais à recusa alimentar, que reagem com modificações nas práticas alimentares, reforçando o comportamento de recusa. Consequentemente, esse movimento resulta em práticas intrusivas e persecutórias que agravam ainda mais o comportamento de recusa alimentar.

Inicialmente, a doença orgânica pode restringir a alimentação da criança, resultando em dificuldades alimentares. Os sintomas relacionados à alimentação podem persistir mesmo após a resolução do quadro orgânico de base, como resultado da interferência de fatores não orgânicos, perpetuando a DA mesmo na ausência de DO.

As crianças com DA relacionadas a DO apresentam comportamentos semelhantes às crianças que não têm uma DO de base, como recusa alimentar, baixo apetite, limitação de texturas (p.ex., consome apenas papas ou purês), dificuldade em transicionar entre fases da alimentação (p.ex., de mamadeira para texturas mais sólidas), refeições muito longas (> 30 minutos) e comportamentos alimentares problemáticos frequentes (agitação, fuga, aversão, irritabilidade, desinteresse e recusa). As queixas relacionadas ao processo de alimentação de crianças com DO também podem corresponder a uma percepção equivocada dos pais, que nutrem grandes expectativas em relação ao ganho de peso e crescimento da criança, sobretudo após quadros de exacerbação da doença e períodos de internação.

As DA podem se manifestar com uma variedade de sintomas, como vômitos, *gagging*, náusea, irritabilidade, disfagia e déficit de crescimento, que, muitas vezes, mimetizam DO que provocam dor e desconforto relacionados à alimentação, como doença do refluxo gastroesofágico (DRGE), alergias alimentares (AA), obstrução de vias aéreas e distúrbios de deglutição. Também podem causar dificuldades com a alimentação: doença inflamatória intestinal, hepatopatias, esofagite, gastroparesia, constipação, anomalias anatômicas das estruturas associadas com a alimentação (freio curto, fenda do palato/lábio, macroglossia, anel esofágico, fístula esofágica, estreitamento esofágico), disfunções motoras orais e outras patologias orgânicas, como disfunções metabólicas (intolerância hereditária à frutose, distúrbios do ciclo da ureia, acidose orgânica) e doenças cardiorrespiratórias (doenças cardíacas congênitas, displasia broncopulmonar).

Assim, além da possibilidade de uma condição orgânica identificada ser ou não fator causal da DA, há ainda um terceiro cenário de associação entre DA e DO em que a DA é uma manifestação clínica de uma DO ainda não identificada, subdiagnosticada ou oligossintomática. Em razão da similaridade dos sintomas, a recusa alimentar pode ser interpretada equivocadamente como um problema comportamental, emocional ou ambiental, quando, na realidade, corresponde a uma manifestação clínica de DO não diagnosticada. Por outro lado, muitas crianças recebem diagnósticos de DO antes da correta identificação do quadro de DA, acarretando atraso no diagnóstico da DA. Portanto, a distinção entre esses três cenários é desafiadora, porém essencial para direcionar o tratamento de forma adequada.

Levy et al. (2009) realizaram um estudo a fim de identificar características clínicas de crianças que apresentavam sintomas gastrointestinais, recusa alimentar e *failure to thrive* (FTT) decorrente de distúrbios alimentares que pudessem diferenciá-las de crianças com DO sintomáticas que mimetizam distúrbios alimentares.[2] A pesquisa evidenciou, com base apenas na avaliação clínica, a dificuldade em distinguir DA relacionadas a comorbidades orgânicas das não relacionadas. No estudo, não houve diferenças significativas na presença de sintomas, como desinteresse pela comida, ingestão de pouca quantidade e vômitos, entre crianças com e sem DO. No grupo de crianças sem DO, observou-se que crianças com DA apresentam os seguintes comportamentos alimentares com maior frequência, em comparação a crianças com DO associadas (DRGE, AA, dentre outras):

- recusa de alimentos oferecidos em colher, mamadeira ou sólidos;
- fixação (desejo de consumir apenas um tipo de alimento ou textura);
- virar o rosto contra a comida;
- *gagging* precoce (quando exposto ao alimento, à colher ou à mamadeira);
- *gagging* durante a refeição;
- oferta de alimentos durante o sono (pois a criança recusa quando está acordada);
- práticas de coerção (insistir constantemente, sem sucesso, para que a criança aceite o alimento oferecido);
- alimentação forçada (p.ex., tentativas de abrir a boca da criança);
- uso de distrações;

- rotina de refeições rigorosa, baseada em horários, e não nos sinais de fome e saciedade;
- refeições prolongadas.

Segundo o estudo de Levy,[2] a presença de alguns aspectos, como retenção de comida na boca, desinteresse pela comida, pouco apetite e vômitos, não foi diferente entre os dois grupos estudados, portanto, essas características, por si só, não contribuiriam para a distinção entre pacientes com DA associadas a DO ou sem DO. O baixo ganho de peso foi significativamente mais frequente em crianças com DO associadas ($p < 0{,}003$), porém, em ambos os grupos, uma parcela considerável de pacientes (sem DO: 47%; com DO: 22,6%) apresentou-se sem comprometimento pôndero-estatural, provavelmente devido a práticas alimentares inadequadas adotadas pelos pais ou a vias alternativas de alimentação.[2]

Em levantamento realizado em 2019 no CENDA,[3] foram analisados dados de 189 crianças com DA atendidas no serviço ambulatorial, sendo a maioria do sexo masculino (64,0%), com média de idade de 4,2 anos ﬄ 3,2 e sem DO associadas (69,8%). A prevalência de diagnósticos de comorbidades orgânicas foi de 30,2%. Em relação às DO diagnosticadas, os grupos de patologias mais frequentes foram (ver Tabela 2):

- alergias (47,4%);
- doenças gástricas (21,0%);
- outras doenças (cardiorrespiratórias, de crescimento e doenças sindrômicas/genéticas) (19,3%);
- prematuridade (12,3%).

Houve diferenças estatisticamente significativas entre faixas etárias quanto à queixa predominante de dificuldade alimentar. Dentre as DO diagnosticadas por faixa etária, as doenças gástricas foram mais frequentes em crianças com dificuldade alimentar de até 6 meses de idade (66,6%). Alergias foram as doenças mais prevalentes nas faixas etárias maiores; em crianças de 7 meses a 2 anos, doenças gástricas são tão frequentes quanto alergias.

Em ensaio clínico randomizado, Marshall et al. (2018)[4] mostraram, em relação às diferentes modalidades de intervenção em crianças com DA associadas, que a melhora dos desfechos de tratamentos com intervenções multidisciplinares ocorre de forma semelhante em pacientes com ou sem DO associadas. No entanto, diferenças relativas a abandono do tratamento e a preferências por padrões de assistência entre os grupos (periodicidade e intensidade do tratamento) são reflexos das particularidades das famílias de crianças com DA relacionadas a DO, as quais precisam ser consideradas durante o planejamento terapêutico.[4]

A abordagem de todo o paciente com sintomas relacionados à alimentação exige uma avaliação individualizada e minuciosa em busca de pistas que sugiram diagnósticos diferenciais ou corroborem com a hipótese de uma DA não relacionada a uma DO. Nesse panorama, o CENDA dedicou grande parte dos últimos anos à tentativa de identificar, na história clínica, no exame físico, nos sintomas, nos exames subsidiários e na evolução dos pacientes, *red flags* que contribuíssem para que o pediatra fosse capaz de distinguir uma potencial relação ou associação com DO em crianças que manifestam problemas com a alimentação.

Red flags são sintomas, sinais e comportamentos observados pelo pediatra durante a avaliação da criança que requerem atenção, investigação ou tratamento específico, pois sugerem a presença de condições que colocam a saúde da criança em risco. Pacientes que apresentam *red flags*, em especial aquelas que manifestam sinais orgânicos e comportamentais de alarme simultaneamente, se beneficiam do encaminhamento precoce para equipe especializada multiprofissional sempre que possível. A falha de tratamento pode ser compreendida como um sinal de alerta em alguns casos. Pacientes com sinais e sintomas de alarme devem ser avaliados quanto à segurança da via oral para alimentação e à necessidade de suporte nutricional por vias alternativas. Nesses casos, o pediatra tem o papel crucial de reconhecer os sinais de alarme e iniciar a investigação necessária. A Tabela 3 destaca os sinais e sintomas orgânicos e comportamentais mais frequentes em pacientes com DA associadas a DO.

Finalmente, há um grupo específico de pacientes que se tornou um dos maiores desafios para a equipe do CENDA: pacientes pequenos, com baixa estatura, baixo peso e/ou dificuldade de ganho de peso que são encaminhados para o CENDA com a finalidade de que seja avaliado se o padrão, o volume ou o comportamento alimentar podem ser implicados como causa do déficit de peso e/ou comprimento. Geralmente, são encaminhados com hipóteses de DA graves ou distúrbios alimentares. Esses pacientes chegam ao CENDA após passarem por inúmeras avaliações com outros especialistas e trazem consigo uma exaustiva bagagem de exames subsidiários, relatórios e prescrições médicas, sem resultado. Em geral, a investigação apoia-se sobre hipóteses como: síndromes disabsortivas, doenças endocrinológicas, acidose tubular renal, cromossomopatias, erros inatos do metabolismo, alergias alimentares, transtorno do espectro autista (TEA) e *failure to thrive*.

TABELA 3. ***Red flags* para doenças orgânicas em crianças que apresentam dificuldades alimentares.**

Red flags orgânicos	*Red flags* comportamentais
Broncoaspiração, engasgos, tosse, ronco e estridor	Fixação por marcas e apresentação dos alimentos
Disfagia e odinofagia	Alimentação forçada ou durante o sono
Alterações do crescimento e baixa estatura	Interrupção da alimentação após um evento gatilho
Diarreia crônica e vômitos persistente	*Gagging* precoce
Alterações motoras, cognitivas e de linguagem (desenvolvimento)	Alterações cognitivas, de autorregulação e de interação social
Febre, prostração, emagrecimento	Psicopatologias parentais
Failure to thrive (falha de crescimento)	*Failure to thrive*

A equipe recebe históricos médicos complexos, famílias desgastadas e crianças apáticas; os pais apresentam atitudes defensivas, que comprometem a comunicação com a equipe; e a ausência de resultados após tratamentos prévios resulta em desesperança. Surpreendentemente, a avaliação clínica e a observação das refeições da criança contrastam com a gravidade da DA: os parâmetros antropométricos são proporcionais, a criança tem um aspecto saudável e mostra bom desempenho durante a refeição, apresentando sinais de fome e saciedade e comendo com autonomia, com bom comportamento à mesa. O inquérito alimentar e a avaliação nutricional evidenciam que o apetite da criança garante as necessidades de consumo calculadas com base em seu tamanho e seu peso. O pediatra, então, acaba debruçando-se sobre a seguinte questão: essa criança é pequena porque não come ou não come porque é pequena? Esse cenário ilustra o desafio de estabelecer o diagnóstico diferencial entre:

- uma DO que curse com baixa estatura e baixo peso, justificando a ingestão de volumes proporcionalmente pequenos;
- uma DA grave, infrequente, caracterizada por pouco apetite e que resulta em baixo ganho de peso e alteração de crescimento.

Para reflexão, seguem grandes lições da experiência de atendimento de pacientes com essas caraterísticas:

- independentemente do diagnóstico, é possível contribuir para a melhora do quadro a partir de ajustes da rotina alimentar, intervenções sobre comportamentos alimentares de risco e mudanças de práticas inadequadas;
- esse perfil de pacientes parece se beneficiar mais de uma equipe multiprofissional integrada do que de uma série de ultraespecialistas desarticulados;
- considerando a possibilidade de coexistência, ou seja, associação e relação de DA com DO, não é suficiente saber ler os exames: é preciso saber interpretá-los a partir de um contexto clínico global.

Em suma, as DA na infância precisam ser contextualizadas como um distúrbio da relação entre a criança e o ambiente, o qual deve oferecer elementos que promovam sua saúde e subsidiem seu crescimento e desenvolvimento plenos. As práticas alimentares adotadas pelos pais são elementos-chave nesse contexto. Os fatores ambientais, sociais, comportamentais e emocionais podem atuar em associação com alterações causadas por condições orgânicas. DO podem ser gatilhos para DA na infância. Em razão de tantas dimensões, o pediatra precisa de uma abordagem que integre as perspectivas orgânicas e ambientais (ou comportamentais) das DA, compreendendo a dinâmica das conexões que se estabelecem entre elas na origem e a evolução dos problemas relacionados à alimentação. É necessário saber reconhecer as diferentes manifestações das DO em crianças que se apresentam com DA, bem como a interferência das manifestações das DO na alimentação infantil. A Figura 1 ilustra possíveis relações de causalidade, coexistência e simultaneidade de aspectos orgânicos e não orgânicos no desenvolvimento da dificuldade alimentar.

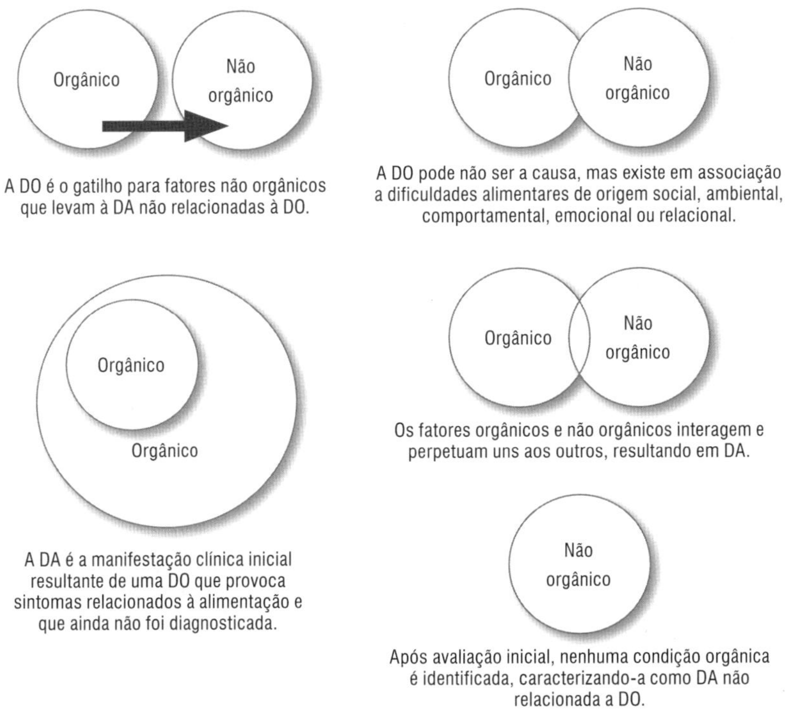

FIGURA 1. **Interação de fatores orgânicos e não orgânicos na etiologia das dificuldades alimentares.**

Fonte: elaborada pelas autoras.

REFERÊNCIAS

1. Kerzner B, Milano K, MacLean WC Jr, Berall G, Stuart S, Chatoor I. A practical approach to classifying and managing feeding difficulties. Pediatrics. 2015 Feb;135(2):344-353.
2. Levy Y, Levy A, Zangen T, Kornfeld L, Dalal I, Samuel E et al. Diagnostic clues for identification of nonorganic vs organic causes of food refusal and poor feeding. J Pediatr Gastroenterol Nutr. 2009 Mar;48(3):355-362. doi.org/10.1097/mpg.0b013e31818b1936.
3. Paula NG, Nogueira LR, Maximino P, Fisberg M. Características de compartilhamento de refeições entre crianças com dificuldades alimentares que apresentam ou não doenças orgânicas associadas. E-pôster. In: 15° Congresso Nacional da Sociedade Brasileira de Alimentação e Nutrição - SBAN. 28 a 30 de agosto de 2019, São Paulo, SP.
4. Marshall J, Hill RJ, Wallace M, Dodrill P. Intervention for feeding difficulties in children with a complex medical history: a randomized clinical trial. J Pediatr Gastroenterol Nutr. 2018 Jan;66(1):152-158. doi.org/10.1097/MPG.0000000000001683.

8

Acompanhamento nutricional

Raquel Ricci
Priscila Maximino

COMO DAR SEGUIMENTO AO ACOMPANHAMENTO NUTRICIONAL

Frequentemente, logo após o primeiro contato da equipe com a criança e sua família (anamnese detalhada da equipe multidisciplinar), mudanças já começam a ocorrer, visto que as famílias pensam sobre suas atitudes em relação ao comportamento da criança com dificuldades alimentares (DA) e passam a enxergar melhor as particularidades da criança com o alimento – padrão de consumo, padrão de recusa, rotina, ingestão de líquidos, etc. Do ponto de vista da psicologia atuante no Centro de Excelência em Nutrição e Dificuldades Alimentares (CENDA) do Instituto Pensi, essa avaliação da primeira consulta promove uma ação terapêutica para a compreensão detalhada da queixa.

A consulta subsequente à primeira pode ter uma nomenclatura diferenciada (no CENDA, é chamada de devolutiva), para dar outra dinâmica ao atendimento. O profissional deve conduzir essa consulta mais rapidamente, respondendo as questões levantadas na primeira consulta pelos pais/cuidadores e, depois, abordando não apenas o diagnóstico de DA da criança, mas também o diagnóstico alimentar e nutricional, assim como o reflexo dos padrões alimentares pregresso e atual no crescimento e desenvolvimento da criança e os parâmetros laboratoriais.

Nesse momento, a atuação do nutricionista já possibilita o estabelecimento de informações concretas a respeito do quadro, como:

- Fornecer a resposta que todos os pais/cuidadores anseiam: é suficiente o que meu filho come para crescer e se desenvolver?
- Alinhar as expectativas dos pais/cuidadores quanto ao tamanho das porções e a quantidade de alimentos que a criança precisa ingerir.
- Fornecer, ao médico e à equipe multidisciplinar, a avaliação nutricional e discutir a necessidade do uso de suplementação oral ou, se necessário, a mudança de via de alimentação.
- Fornecer, à equipe multidisciplinar, a interpretação da queixa dos pais em relação à ingestão nutricional.
- Escolher, com a colaboração do fonoaudiólogo, os alimentos para serem utilizados na terapia (levando em conta as necessidades nutricionais da criança).
- Apoiar os pais nos ajustes alimentares, considerando o cenário socioeconômico e cultural da família.

O seguimento nutricional da criança difere para cada diagnóstico de DA.

Seletividade alimentar

- Compreender o padrão de alimentos aceitos pela criança em relação a aspectos como cor, sabor, consistência, textura e grupo alimentar, e, a partir dessa compreensão, abordar a inclusão de novos alimentos de modo gradativo, possibilitando a ampliação do repertório alimentar.
- Utilizar técnicas de *food chaining*, que consiste no encadeamento de novos alimentos escolhidos por similaridade de cor, sabor, consistência, textura e/ou temperatura em relação aos alimentos já consumidos pela criança. Ou seja, consideram-se a percepção e a experiência sensorial da criança na escolha do alimento ou da preparação.
- Abordar metas possíveis, que possam ser realizadas de maneira confortável pela criança.
- Caso haja aspectos sensoriais importantes que norteiem a recusa alimentar, o fonoaudiólogo e/ou o terapeuta ocupacional (quando o atendimento for global) serão essenciais no acompanhamento terapêutico.

Apetite limitado

- Por meio da necessidade calórica estimada da criança (segundo sexo, idade, peso, estatura e nível de atividade) e da avaliação de consumo (registro alimentar), avaliar se a criança precisa, de fato, de um aumento do aporte calórico-proteico e de micronutrientes ou se o apetite limitado é uma percepção equivocada da família, por não ter sua expectativa de consumo atingida pela criança.

- O acompanhamento nutricional da criança com apetite limitado e que, de fato, necessita de aumento calórico-proteico na alimentação pode ter benefício com a utilização de suplementos hipercalóricos e o planejamento de oferta de alimentos e preparações com densidade calórica aumentada.
- Avaliar e acompanhar, com cautela, as curvas de crescimento, principalmente se a criança apresentar baixo peso ou for prematura, para que não ocorra um ganho de peso muito rápido, pois isso acarreta aumento de percentual de gordura, o que está diretamente relacionado à síndrome metabólica, especialmente no prematuro pequeno para idade gestacional (PIG).

Fobia alimentar

- A presença da fobia alimentar requer um cuidado redobrado na abordagem nutricional, para que não gere mais danos do que avanços alimentares.
- Compreender possíveis gatilhos causadores ou potencializadores da fobia na criança são importantes para que seja possível neutralizá-los durante o acompanhamento nutricional.
- Abordar sempre metas pequenas e confortáveis para a criança frente ao alimento.

Dificuldade alimentar de origem orgânica

- DA por causa orgânica precisa ser acompanhada periodicamente pelo pediatra e demais especialistas exigidos, conforme o quadro clínico do paciente. As causas mais frequentes são: doença do refluxo gastroesofágico, constipação, alergia alimentar e prematuridade; outras menos frequentes, mas não incomuns, são esofagite eosinofílica e doenças cardíacas e pulmonares.
- Realizar as orientações nutricionais e alimentares de acordo com a necessidade de inclusão e exclusão de alimentos da dieta da criança.
- Acompanhar a evolução do quadro junto com o pediatra, realizando as mudanças dietéticas conforme a melhora ou a piora clínica.
- Considerar que é comum encontrar crianças com DA decorrente de causas orgânicas (p.ex., alergia à proteína do leite de vaca) e que, depois da resolução do quadro clínico, apresentam-se com seletividade, uma vez que, por um determinado tempo, muitas vezes contemplando o período de introdução alimentar, as escolhas e possibilidades alimentares foram limitadas.

Para todas as causas, o acompanhamento deve sempre respeitar a evolução clínica da criança e as mudanças pelas quais ela passa, incluindo a família e todo seu entorno, podendo ter periodicidade semanal, quinzenal, mensal ou bimestral, de acordo com cada caso.

9

Acompanhamento fonoaudiológico

Claudia de C. Ramos

Questões ligadas à alimentação são complexas e requerem um tratamento com base no máximo de informações possíveis e diversas. A todos os profissionais envolvidos, é fundamental participar de cursos e *workshops* e realizar leituras de artigos, mas é preciso, também, aprender com a experiência de outros profissionais e com as próprias crianças; elas são os melhores professores. Siga a criança sempre. As estratégias não funcionam da mesma forma com todas as crianças e é difícil encontrar um caso com resolução simples.

O terapeuta tem, ainda, de lidar com as respostas emocionais dos pais às situações, como sentimentos de culpa, medo, ansiedade, desejo de controle, entre outros. O Centro de Excelência em Nutrição e Dificuldades Alimentares (CENDA) do Instituto

Pensi, como pioneiro no Brasil nesse tipo de serviço especializado, compartilha tudo sob a forma de artigos científicos e também nesta obra.

O trabalho terapêutico das dificuldades alimentares (DA) pode envolver atividades motoras, sensoriais, sensório-motoras orais, de alimentação, oficinas, dentre outras possibilidades. Pode ser individual ou em grupo, mas sempre com a presença e o envolvimento dos pais. Durante os três primeiros anos de vida, fase também conhecida por intervenção precoce, a presença dos pais é imprescindível. As orientações e o trabalho podem incluir atividades para serem realizadas em casa, pela família ou cuidadores, em uma clínica ou consultório e também na escola. Vários modelos de terapia são possíveis: uma, duas ou cinco vezes por semana, em sessões de uma hora por dia. Deve-se iniciar com sessões curtas, de dez minutos, e progredir gradativamente. A terapia pode priorizar uma ou duas áreas de maior urgência ou atingir todas as áreas simultaneamente, dependendo do nível de habilidade e necessidades de cada criança e do tipo do problema (sensorial, motor ou uma combinação de ambos).

Há diferentes abordagens de terapia para as DA. De forma geral, elas podem ser comportamentais, baseadas principalmente em reforços; sensoriais e motoras, focadas nas experiências da criança; ou uma mistura delas. Pode ter foco na família, na criança ou na dinâmica entre ambas; pode ter uma visão reducionista ou holística da situação. A melhor abordagem de tratamento é a que contempla as necessidades da criança no momento, que seja confortável tanto para o terapeuta quanto para os pais e que também construa bases para mudanças a longo prazo. Mudanças alimentares levam tempo, e, muitas vezes, o processo terapêutico pode levar anos. É fundamental que o terapeuta aplique abordagens baseadas em evidências científicas e estabeleça sua terapêutica em pilares responsivos.

Algumas abordagens de DA já são bem conhecidas e utilizadas amplamente por terapeutas em diversos lugares – e são brevemente descritas a seguir.

PRINCIPAIS ABORDAGENS DAS DIFICULDADES ALIMENTARES

Get permission (Marsha Klein)[1]

É um método de tratamento fundamentado nos princípios de relações alimentares saudáveis e confiáveis, em que as habilidades motoras orais e o tratamento durante as refeições seguem as metas estabelecidas pelos adultos de acordo com o ritmo da criança. Baseia-se na leitura das dicas da criança e no avanço à medida que a criança "dá permissão". No começo, a criança pode simplesmente se concentrar em olhar para a comida; com o tempo, os próximos passos podem ser cheirar, tocar, lamber, provar e, finalmente, comer. Usa fundamentos de alimentação responsiva, alimentação baseada em sugestões, processamento sensorial e dessensibilização sistemática. A abordagem dos pais é ponto central do tratamento.

Mealtime partners (Suzanne Morris e Marsha Klein)[2]

Trabalha e constrói, junto com a criança, um desejo e uma competência para se alimentar, de forma que isso surja de dentro para fora, qualquer que seja a sua situação de alimentação. Aborda, de forma respeitosa, a maneira como cada criança se expressa e manifesta sua habilidade inata de se alimentar física e emocionalmente, enquanto participa de refeições em família. O planejamento terapêutico estabelece etapas progressivas que dão suporte ao aprendizado da criança e da família por meio do conceito dos 4 Cs: conexão, conforto, confiança e competência. Aborda também o estresse e o medo e suas consequências na hora das refeições. Pais, criança e terapeuta são parceiros de refeição na jornada dos desafios alimentares.

Beckman oral motor protocol (Debra Beckman et al.)[3]

Tem como foco ajudar indivíduos com barreiras motoras orais a aumentar a resposta funcional à pressão e ao movimento, assim como ao alcance, à força, à variedade e ao controle da movimentação de lábios, bochechas, mandíbula e língua, para apoiar uma alimentação efetiva e eficiente.

Sequential sensory oral ou SOS approach (Kay Toomey e Erin Ross)[4]

Concentra-se em ajudar as crianças com uma dieta limitada a se sentirem confortáveis para experimentar novos alimentos. O programa integra postura, sistemas sensoriais, habilidades motoras, habilidades comportamentais, desenvolvimento social e emocional, preocupações médicas e impactos nutricionais.

Abordagem sistemática AEIOU (Nina Ayd Johanson)[5]

Aborda a alimentação de forma quantitativa e qualitativa, trabalha a motivação intrínseca da criança para comer, bem como a interação na hora da refeição e o relacionamento interpessoal. Baseia-se em cinco fatores: aceitação, exposição, independência, observação e compreensão.

TR-eat children (Elizabeth Clawson e Carol Elliot)[6]

Mescla abordagem médica, melhora das habilidades e intervenção comportamental (com protocolo de reforço). As disciplinas são exercidas de forma colaborativa, em um modelo transdisciplinar, trabalhando juntas no tratamento de habilidades motoras orais e intervenções comportamentais. O programa respeita os déficits sensoriais que afetam diretamente a capacidade da criança de ter sucesso com a alimentação, e as disciplinas transdisciplinares são incorporadas ao plano de tratamento. A dessensibilização sistemática (progressão lenta com desafios sensoriais) é usada como parte do tratamento.

STEPS+ (Katja Rowell e Jenny McGlothlin)[7]

Considera que as escolhas alimentares das crianças são guiadas por suas necessidades e medos físicos, sensoriais e emocionais. Crianças que são respeitadas e compreendidas conseguem realizar mudanças em sua alimentação com mais facilidade. É um método que prepara os pais para ajudarem seus filhos a superarem suas

DA e a desenvolverem uma relação positiva com o alimento, oferecendo ferramentas e recursos para lidarem com os alimentos e com o momento de refeição.

Modelo de Divisão de Responsabilidade – DOR (Ellyn Satter)[8]

Embora Satter não tenha desenvolvido um tratamento específico para as DA, sua teoria em alimentação infantil concebe como pontos centrais a confiança, o relacionamento e a parceria, os quais são de grande importância para o acompanhamento da DA. Os pais são responsáveis por definirem o que, onde e quando a criança come, enquanto as crianças são responsáveis por definirem se irão comer e o quanto. Em razão de ser fundamentado também no princípio da autonomia e da autoconfiança da criança para tomar decisões em relação à fome, à saciedade e à vontade de participar de refeições, é, muitas vezes, difícil de ser entendido e praticado por famílias cujas crianças apresentam desafios médicos mais graves.

Abordagem comportamental

É um sistema baseado em reforços e recompensas. Por exemplo, sempre que uma criança morde um novo tipo de alimento, o terapeuta a recompensa com um adesivo ou com alguma atividade. Espera-se, uma vez que criança tenha experimentado algo novo, que ela seja mais flexível e precise de menos reforços para experimentar a mesma comida no futuro, realizando, assim, novos avanços.

CONSIDERAÇÕES GERAIS DA ABORDAGEM FONOAUDIOLÓGICA

O CENDA tem aplicado, em seus atendimentos, uma abordagem global, baseada em experiência clínica e pesquisas, que garante que as habilidades de processamento sensorial e motor-oral de uma criança, as condições médicas contínuas, o ambiente de alimentação e o seu desenvolvimento geral sejam adequadamente avaliados e considerados durante a criação de um plano individualizado de tratamento e orientações. O foco é ajudar as famílias a lidarem com a alimentação das crianças em casa, oferecendo todo o suporte aos pais, para que eles se sintam seguros e confiantes ao administrarem e guiarem a alimentação dos seus filhos de forma responsiva e respeitosa; e garantindo toda a atenção, o respeito e a ajuda necessária para as crianças, para que elas atinjam o máximo de suas potencialidades e possam se desenvolver com harmonia dentro de suas realidades.

As principais premissas da abordagem fonoaudiológica do CENDA para o tratamento das crianças com DA são:

- Seja qual for o objetivo terapêutico, estabeleça, primeiramente, uma relação de confiança. Avalie a situação e, se a criança parecer hesitante ou desconfortável na primeira sessão, apenas converse e brinque. É importante que a criança se sinta à vontade antes de iniciar qualquer intervenção alimentar. *Exemplo de caso:* paciente de 1 ano e 9 meses de idade, eutrófico, com baixo consumo de sólidos, recusa alimentar e ingestão de leite, na mamadeira, várias vezes ao dia. O paciente chorou muito nas consultas de avaliação. Foram necessárias algumas sessões no colo da mãe até conseguir se sentar sozinho e se sentir seguro para participar ativamente da terapia. A mãe fazia o papel de interlocutor, mostrando para o paciente o que havia sido proposto como atividade, e a criança repetia. Com o tempo, a mãe relatou que a criança gostava muito das terapias e de ir ao CENDA.

- Transmita tranquilidade. As crianças podem ser muito hábeis em sentir qualquer frustração, excesso de ansiedade, pressa, pressão, etc.
- Nunca force a criança a morder, mastigar, lamber ou provar qualquer coisa.
- É difícil encontrar uma criança com DA causada por apenas um problema. Esteja preparado para abordar situações diversas.
- Existe um tempo de adaptação para os novos padrões e isso difere de família para família e de criança para criança. Concentre-se em pequenos passos e ajude a família a fazer isso também.
- Tenha a mãe e/ou cuidador dentro da sala ou por perto. Na maioria das vezes, o trabalho é realizado com ambos. Envolva-os na terapia, pois eles devem seguir as orientações em casa.
- Os familiares e cuidadores envolvidos deverão ser treinados sobre como criar uma experiência de refeição segura para a criança e como incorporar técnicas de terapia nas refeições diárias.
- Convide outras pessoas que tenham contato direto com a criança (irmãos, avós, amigos, babá, etc.) para participarem da terapia. Os melhores resultados acontecem quando a terapia é reforçada em casa, entre as sessões. *Exemplo de caso:* paciente de 2 anos de idade, com seletividade alimentar. Comia apenas

se os alimentos fossem misturados com farofa e não experimentava alimentos novos. Pais e familiares próximos compareciam alternadamente à terapia e sempre entravam na sala no final da sessão. A mãe replicava, com frequência, as atividades da terapia em casa, inclusive trazendo novas ideias e sugestões. Todos participaram e se envolveram bastante no processo terapêutico. O cardápio foi ampliado e a família ficou tranquila e satisfeita com a evolução.

- A dinâmica familiar faz parte da terapia alimentar. Quem conhece melhor a criança é sua família. Bons terapeutas compreendem e honram esse relacionamento quando sugerem mudanças.
- Comer é um processo de desenvolvimento. Uma nova habilidade de alimentação desenvolve-se a partir da anterior. Quando uma criança demonstra dificuldade, pode significar que ela parou no meio do aprendizado de uma nova habilidade, independentemente da idade. Identifique marcos de alimentação orais, sensoriais, motores e cognitivos.
- As principais habilidades para comer são desenvolvidas durante o primeiro ano de vida e são a base para o desenvolvimento da alimentação como um todo. A melhora na alimentação e a expansão do cardápio estão, muitas vezes, relacionadas a atrasos no desenvolvimento das habilidades desse primeiro ano.
- Bebês e crianças podem manifestar suas preferências, recusa total ou resistência para experimentar novos alimentos, utensílios ou alguns tipos de preparações desde muito pequenos; não menospreze a queixa. *Exemplo de caso:* paciente com 5 meses de idade, com histórico de refluxo, apresentava muita dificuldade na introdução de utensílios para alimentação. Não

aceitava mamadeira e a mãe não poderia mais amamentar. Foi realizado um trabalho sensório-motor oral e de introdução alimentar acompanhado pelos profissionais de fonoaudiologia e nutrição do CENDA, com sucesso.

- Lembre-se de que as recusas de alimentos geralmente são causadas por um medo muito real. Respeite esse medo, os limites, as potencialidades e a saúde física, mental e emocional da criança.
- Siga a criança. Se ela gosta de batatas fritas, é possível começar a trabalhar a partir disso. Se ela faz careta, afasta-se ou vira a cabeça, pare e escolha outro caminho. É importante parar antes que o paciente fique estressado ou entre em *overload* sensorial.
- Seja flexível e procure os interesses da criança. Se a criança está mostrando interesse em uma boneca em particular, use essa boneca na terapia. Alimente a boneca. Peça que a criança alimente a boneca. Que tipos de alimentos a boneca gosta? E assim por diante.
- Cada criança tem uma característica de aprendizado: algumas são mais visuais, outras auditivas, outras mais cinestésicas e proprioceptivas. É preciso entender o que funciona para cada criança. *Exemplo de caso:* paciente com 3 anos e 5 meses de idade, com seletividade extrema, consumia dois tipos de alimentos de marcas específicas e leite. Foi produzido, junto com a família, um quadro com todos os alimentos que a criança tinha conseguido experimentar e de que forma. O quadro era levado semanalmente à terapia, mostrando as novas aquisições, desenhos e adesivos. A criança recebeu alta comendo estrogonofe de carne, frango, pastel, macarrão, entre outros.

- Hábitos alimentares desenvolvem-se a partir de uma mistura complexa de características inatas, fatores ambientais, experiências individuais e comportamentos aprendidos. Não será tão fácil mudá-los. Trabalhe junto com um nutricionista.
- O controle na alimentação é contraproducente. Um desequilíbrio de responsabilidades compromete o relacionamento alimentar das crianças. Utilize a teoria de divisão de responsabilidade (DOR).
- Crianças manifestam, na alimentação, um pouco da sua natureza e de suas características. O comportamento, muitas vezes, inflexível e determinado de algumas crianças com DA são vistos também no modo como brincam e fazem outras coisas. Recusa alimentar tem sido relacionada a certos tipos de temperamento, como timidez, irritabilidade e crianças muito emocionais. *Exemplo de caso:* paciente com 2 anos e 6 meses de idade, apresentando recusa alimentar e substituição por leite. A mãe sempre relatou o comportamento bravo e rígido do paciente quando era contrariado, inclusive durante a alimentação.
- A dinâmica da refeição pode se firmar como um vício relacional, difícil de ser interrompido. É preciso identificar o problema, trabalhar com a família e encaminhar quando necessário.
- Reflita sobre o ideal e o possível, mas enxergue as potencialidades, e não apenas as dificuldades. Escape dos rótulos que as crianças recebem por não comerem, pois isso dificulta as mudanças e permite que pequenos avanços sejam negligenciados diante do quadro maior.
- Refeições em família é meio e fim. É preciso redefinir as refeições em família. Suzanne Morris explora exaustivamente esse tópico.[2,20] O CENDA tem artigos publicados sobre o tema.

- As características físicas e sensoriais do local das refeições exercem papel fundamental no conforto da criança. Verifique o posicionamento, a tranquilidade da criança e a adequação de utensílios, como copos, talheres e pratos. Esses aspectos devem ser abordados de imediato.
- A distração é ruim para o exercício da autonomia à mesa, mas ela deve ser retirada aos poucos e ser utilizada de forma favorável. A refeição está proporcionando a motivação necessária para que a criança deseje aprender a comer? *Exemplo de caso:* paciente com 2 anos e 6 meses de idade, cujos pais se queixaram de ele não mastigar e comer olhando a tela fixamente. O paciente distraía-se enquanto engolia sem mastigar, para evitar as mudanças do alimento na boca, e não tinha nenhuma autonomia à mesa. Mãe ofertava na boca. Com a evolução terapêutica e a melhora gradual, a criança conseguiu comer sozinha sem a necessidade da TV. Mesmo derrubando bastante comida, achava divertido e tinha muito prazer nesse aprendizado.)
- O lúdico está sempre presente nas terapias infantis e não seria diferente na terapia de alimentação. Brincar com a comida, mesmo que de forma livre, proporciona contato sensorial e aproxima a criança dos alimentos. Isso pode ser compartilhado com as famílias como sugestão de atividades em casa. Existe uma infinidade de ideias de brincadeira sensoriais com alimentos que podem ser acessadas em uma simples pesquisa na internet.
- Marsha Dunn Klein redefine o experimentar de uma forma bastante inteligente e divertida, como uma série de vários

passos até o "experimentar realmente". É preciso mudar a forma de abordar os alimentos.[1,2]

- É muito difícil encontrar palavras de neutralidade e positividade à mesa, principalmente para os pais. Estarem calmos e conseguirem conversar sobre outras coisas durante as refeições é um longo processo. É necessário parar de contar calorias e ajudá-los a se libertarem da pressão do ganho/perda de peso da criança, do alimento bom ou ruim e da culpa, porque, diante de qualquer oscilação, eles se sentirão pressionados novamente e isso atrapalhará a terapia. *Exemplo de caso:* paciente com histórico de alergia à proteína do leite de vaca (APLV) e refluxo, baixa ingesta, tempo prolongado de alimentação e alimentação forçada. A mãe continuou pressionando e pesando a comida a cada mudança de peso e a cada flutuação no comportamento alimentar, mesmo depois de longo processo terapêutico, acompanhamento médico e nutricional.
- O normal da alimentação é ser imprevisível. As crianças podem comer muito em um dia e pouco em outro. Essa flutuação ocorrerá durante o atendimento também; portanto, prepare os pais.
- É preciso garantir segurança para a criança à mesa, oferecendo pelo menos um alimento conhecido nas refeições dentro e fora de casa, não importa qual seja. O conforto sensorial e emocional deve ser garantido sempre.

O conhecimento é metade da batalha!

REFERÊNCIAS

1. Klein MD. Anxious eaters, anxious mealtimes: practical and compassionate strategies for mealtime peace. Indiana: Archway Publishing, 2019
2. Morris SE, Klein MD. Pre-feeding skills: a comprehensive resource for mealtime development. San Antonio: Tsb/Harcourt, 2000.
3. Beckman D, Neal C, Phirsichbaum J, Stratton L, Taylor V, Ratusnik D. Range of movement and strength in oral motor therapy: a retrospective study. Florida J Commun Dis. 2004;21:7-14.
4. Toomey KA, Ross ES. SOS approach to feeding. Perspectives on swallowing and swallowing disorders. Dysphagia. 2011;20(3):82-87.
5. Johanson NA. Feeding disorders in young children: the AEIOU approach. In: Mississippi Speech-Language-Hearing Association (MSHA) Conference. Jackson, MS, EUA, março de 2012.
6. Clawson E, Elliott CA. Integrating evidence-based treatment of pediatric feeding disorders into clinical practice: challenges to implementation. Clin Pract Pediatr Psychol. 2014;2(3):312.
7. Rowell K, McGlothlin J. Helping your child with extreme picky eating: a step-by-step guide for overcoming selective eating, food aversion, and feeding disorders. Oakland, C: New Harbinger Publications, 2015.
8. Satter E. Eating competence: definition and evidence for the Satter Eating Competence model. J Nutr Educ Behavior 2007;39(5):S142-S153.

10

Terapia de alimentação responsiva

Camila Fussi

As crianças cujas famílias procuram atendimento em um centro especializado como o CENDA podem ser prematuras, apresentar problemas cardíacos e não ter resistência para comer, ter problemas gastrointestinais graves, que causam dor ou desconforto na hora da refeição, ter fissura labiopalatina, ser portadoras do transtorno do espectro autista (TEA), com sérios desafios sensoriais e comportamentais, precisar de uma via alternativa de alimentação e ter que aprender a comer por via oral, ter algum atraso do neurodesenvolvimento, apresentar casos leves ou severos de dificuldade alimentar. As crianças recebidas lidam com dor, desconforto e ansiedade em relação à alimentação.

Nesse amplo contexto, qual o objetivo da terapia de alimentação? Apoiar a relação alimentar entre as mães e seus filhos. É preciso apoiar também os pais, avós, irmãos e toda a família, já que os desafios alimentares afetam todos ao redor. Ademais, o trabalho deve ser feito para adequar os ambientes também, uma vez que alguns ambientes são mais favoráveis à alimentação de determinado paciente.

O setor de fonoaudiologia do CENDA propõe-se a ajudar os pais e a criança na busca por um caminho e a derrubar barreiras; são propostas tentativas, mas não se pode garantir soluções. Quanto tempo irá demorar, ninguém pode prever. Há pais, assim como crianças, que conseguem mudar rapidamente; outros precisam de mudanças gradativas. O mesmo acontece com as crianças. Algumas mudanças dependem de variáveis clínicas muitas vezes imprevisíveis. O mais provável é que o tratamento demore mais tempo do que os pais gostariam.

Comer é reflexo só nos primeiros momentos de um recém-nascido, passando a ser uma função aprendida após algumas semanas de vida. Comer é mais do que experimentar um alimento dez vezes; a criança precisa de um contexto para conseguir aprender a comer, além de condições clínicas e neurológicas adequadas.

O processo de aprender a comer sólidos leva de dois a três anos. Começa tipicamente quando a criança tem por volta de seis meses, com a prontidão para a alimentação, e termina por volta dos três anos, quando ela já pode comer como um adulto, de uma perspectiva oromotora.

Posto isso, a dificuldade alimentar pode começar muito antes da introdução da alimentação sólida. Por isso, a intervenção precoce é muito importante, já que muitos problemas podem ser resolvidos ou evitados se identificados logo no início do aparecimento dos primeiros sintomas e sinais.

Ansiedade e DA costumam andar juntas. Crianças e famílias muito ansiosas podem precisar de um acompanhamento psicológico. A rotina é outro ponto importante, pois ajuda as crianças a comerem melhor e reduz a ansiedade. O apetite também pode ser afetado pelo tipo de rotina. O manejo da rotina alimentar deve ser feito junto com um nutricionista e de acordo com as possibilidades alimentares da criança. Para diminuir a ansiedade, os progressos solicitados devem ser mínimos e devem ser sempre valorados.

Falar sobre alimentação pode ser difícil para as crianças com DA e suas famílias. Muitas vezes, os pais não sabem como conversar com seus filhos sobre alimentação de forma positiva e neutra. Estresse e cansaço podem ser frequentes, bem como culpa e cobranças. É preciso ajudar a família a construir uma estrutura sobre a qual o processo de aprendizagem se desenvolva e se possa conversar livremente, sem pressão.

No macrocontexto da terapia de alimentação, a criança precisa se sentir bem com o ato de comer. Uma perspectiva mais profunda refere-se a ter de lidar com as memórias passadas. Desaprender um padrão é mais difícil do que aprender um novo, portanto, demora tempo para que novas experiências se sobreponham às antigas.

Não é só a criança que precisa passar por isso; a mãe também precisa acreditar que é possível adquirir um novo hábito e deve agir para acabar com os ciclos viciosos. Quando muitas pessoas (avós, babás, etc.) estão envolvidas no processo de alimentar, essa situação pode ficar mais complicada. É preciso evitar rótulos e mudar a forma de falar a respeito da criança, bem como que todos estejam alinhados, agindo da mesma maneira quanto às orientações em comum e às formas de falar com ela. Em determinadas situações, pode ser preciso trocar ou afastar algum cuidador.

Quando os adultos oferecem o alimento e as crianças abrem a boca, se inclinam em direção ao alimento, pegam a comida ou se alimentam ativamente, ocorre a chamada inclinação positiva. Adultos e crianças movem-se na direção um do outro, fisicamente ou emocionalmente. Entretanto, quando as crianças se afastam, choram, empurram a comida ou vomitam, ocorre a inclinação negativa, diante da qual se deve orientar quanto a mudanças na oferta e garantir que todos os envolvidos consigam ler os sinais da criança e estejam preparados para percebê-los. Os adultos oferecem, mas a criança determina o ritmo. Nunca se pode forçar uma criança a comer.

Apesar de o CENDA oferecer essa abordagem holística em seus casos que envolvem dificuldades de alimentação, nem todas as crianças necessitam de um acompanhamento nutricional, fonoaudiológico ou médico; tudo depende do espectro da DA apresentada. Nesse sentido, é evidente a necessidade de informação dos pais, assim como de ações concretas e guia de passos para serem realizados em casa, na escola ou outro ambiente.

***

No CENDA, o fonoaudiólogo, como terapeuta de alimentação, busca ajudar famílias e crianças que apresentam desafios alimentares. A abordagem é centrada na construção do relacionamento com a alimentação e na busca por autonomia, confiança, segurança e prazer, em um ambiente sem pressão. As sessões são feitas em um ambiente terapêutico, de forma lúdica e com uma abordagem individualizada. Os pais participam de todo o processo com a criança e o terapeuta, afinal, é um momento de reconstruir a relação entre eles.

Os pais chegam no CENDA, para a terapia de alimentação, esgotados, pois já tentaram de tudo, sem muito sucesso. É preciso, então, recomeçar com outras expectativas, ou seja, ressignificar esse momento e construir memórias positivas e felizes. Ao buscando a felicidade e a paz nos momentos das refeições, a criança encontrará um ambiente propício para explorar a sua curiosidade e experimentar novos sabores, de maneira confortável e prazerosa, e para desenvolver habilidades e prosperar.

Há, ainda, poucas publicações acerca do processo terapêutico das DA na infância. A maioria das informações é encontrada em livros, *workshops*, *sites* e congressos internacionais ministrados por profissionais de grande experiência na área de DA. Muito ainda deve ser pesquisado.

Embora haja poucos estudos, a prática da alimentação responsiva como terapia para DA é preconizada por importantes órgãos, como a Organização Pan-americana da Saúde (Opas)/Organização Mundial de Saúde (OMS),[1] a American Academy of Pediatrics (AAP),[2] o Ministério da Saúde[3] e o Fundo das Nações Unidas para a Infância (Unicef).[4] Eles reconhecem que a terapia estimula a aprendizagem da criança, assim como o desenvolvimento de vínculos afetivos, de hábitos saudáveis e da habilidade da criança de reconhecer os sinais de fome e saciedade, favorecendo, assim, a autorregulação em relação à alimentação e às emoções.

A terapia de alimentação responsiva (TAR) é uma abordagem abrangente para a alimentação, e as intervenções alimentares são aplicáveis às rotinas da família e da criança ao longo da vida. A TAR facilita a (re)descoberta de dicas internas, a curiosidade e a motivação, ao mesmo tempo que desenvolve habilidades e confiança. É flexível, prioriza a relação alimentar e respeita e desenvolve a autonomia da criança.

Os valores que fundamentam a TAR são:

- autonomia;
- relacionamento;
- motivação interna;
- cuidado individualizado;
- habilidades e competências.

A autonomia refere-se a agir de maneira volitiva, congruente e autossustentada. Há um respeito ao espaço pessoal e à integridade corporal, permitindo que uma pessoa – no caso, a criança – esteja no controle de suas próprias ações.

O relacionamento refere-se ao sentimento de pertencimento, à conexão com outras pessoas e aos vínculos calorosos e sintonizados; envolve um senso de valor próprio, cuidado mútuo e significado nas relações humanas.

A motivação interna descreve um desejo de agir que é autodirigido, em vez de provocado por forças externas.

O cuidado individualizado diz respeito a intervenções personalizadas com foco na pessoa como um todo, no contexto de sua família, comunidade e cultura.

A competência está ligada à percepção do indivíduo sobre suas habilidades para gerenciar uma determinada situação. Essa sensação de eficácia pode sofrer interferência pela falta de controle sobre os resultados ou por se tratar de uma tarefa considerada muito difícil ou muito fácil.[5]

As sessões de terapia que proporcionam autonomia, relacionamento e competência permitem que a criança se sinta mais motivada e engajada nas atividades, vivendo as experiências de forma voluntária.[6]

***

No CENDA, busca-se desenvolver perfis mais responsivos nos pais, pois essa característica permite que eles ofereçam aos filhos experiências com desafios na medida certa, baseados nos pontos fortes da criança. Cabe ao terapeuta proporcionar conhecimento e orientar os pais sobre o que é gerenciável e apropriado na relação alimentar entre os pais e a criança com DA. Pais responsivos apoiam e ajudam a criança a desenvolver suas habilidades de forma saudável.

Marsha Dunn Klein[7] trabalha há 50 anos com crianças e suas famílias, orientando os processos para que haja paz na hora das refeições. Esse é o ponto de partida. O momento das refeições deve ser agradável. É essencial que a criança tenha vontade de estar à mesa e que se sinta parte das refeições de forma positiva, e não como alguém que decepciona os adultos em todas as refeições, todos os dias, todos os meses, todos os anos.[7]

Para se chegar à tão desejada paz nas horas das refeições, é preciso passar por todo um processo. Antes de se iniciar a terapia, os pais devem passar por uma entrevista inicial detalhada; todos os dados da criança devem ser coletados na anamnese; os vídeos das refeições da crianças devem ser vistos e discutidos com a família; e a criança deve ser avaliada de forma indireta, em um ambiente confortável e sem pressão.[7]

A avaliação nunca é única. Trata-se de um processo complexo, do qual a terapia faz parte. A construção da confiança leva um tempo e, nas primeiras sessões de terapia, começam a ficar mais claras as dinâmicas familiares, a relação da criança com os alimentos, seus medos, desejos e curiosidades. A estratégia engloba o conhecimento dos pontos fortes dos pais e da criança, assim como suas maiores dificuldades; e o entendimento do ANTES, do AGORA e do A SEGUIR da hora das refeições.

O terapeuta deve reunir informações que ajudem pais e filhos a seguirem em frente:[7]

- verificar como a história e as experiências levaram ao AGORA;
- o que está funcionando AGORA (o ponto de partida);
- o que não está funcionando AGORA;
- descobrir quais os apoios que a criança e a família precisam para melhorar o AGORA.

Ademais, o profissional deve perguntar aos pais se existe paz na hora das refeições e verificar se a criança necessita de algum tipo de ajuda, seja em relação à capacidade da criança de se sentir segura com o contexto alimentar, nas questões do desenvolvimento, da sensorialidade, motoras, emocionais ou da capacidade de ser independente e confiante para seguir em frente.[7]

O AGORA é influenciado tanto pelos pais como pela criança, aqui e agora. Juntos, é possível redefinir o sucesso e comemorar todas as vitórias.[7]

Também é função do terapeuta: lembrar os pais que cada criança progride em seu próprio ritmo; afastá-los da mentalidade de "consertar" a criança, oferecendo compaixão e apoio;

e estimular a família a celebrar os progressos já na avaliação e a cada sessão, toda semana.[7]

McGlothlin enriquece a TAR recomendando que o terapeuta deve investigar o que a criança está aprendendo durante as suas experiências com a alimentação:[8]

- A confiar em seu corpo?
- A confiar em seu cuidador?
- Que a alimentação é prazerosa?
- Que a sensação tátil com o alimento é prazerosa?
- Que ela tem autonomia corporal?
- Que ela pode dizer "não"?

Ou:

- A desconfiar do seu corpo?
- A desconfiar do seu cuidador?
- Que a alimentação é dolorosa/desconfortável?
- Que a sensação tátil com o alimento é aversiva?
- Que outra pessoa está no controle do seu corpo?
- Que ela não tem escolha sobre o que acontece?

Cabe ao terapeuta interpretar o comportamento alimentar da criança e auxiliar os pais a aprender a interpretar as escolhas do seu filho ou os comportamentos observados.

Todas as crianças, sobretudo aquelas que exibem um comportamento desafiador, precisam da presença de um adulto confiável e amoroso que forneça suporte e orientação, especialmente durante momentos difíceis. Por isso, para o adulto, entender o comportamento da criança é tão importante quanto estar ciente do significado de seus próprios comportamentos.[8]

1. Possíveis comportamentos observados na criança com DA:

- recusa-se a comer;
- cospe a comida;
- guarda a comida na boca;
- engasga-se ou vomita;
- esquiva-se da comida (inclinação negativa);
- chora ou choraminga;
- deixa a mesa (ou recusa-se a ir para a mesa).

2. Possível comunicação da criança com esse comportamento:

- tem dor ou desconforto → precisa de mais controle;
- não gosta do sabor ou da textura → tem muito volume para lidar;
- impede que o alimentador coloque mais → não tem consciência sensório-motora adequada;
- tem fracas habilidades sensório-motoras → sente-se pressionada e fora de controle;
- não está pronta para morder → sente-se pressionada, não quer o que é oferecido;
- fica desconfortável com a comida na mesa ou no prato → apresenta problemas médicos/dor, fica ansiosa com as refeições;
- sente-se ansiosa à mesa → não considera os alimentos seguros.

Visto que as pessoas, por natureza, possuem uma motivação intrínseca que pode se manifestar como engajamento em comportamentos baseados na curiosidade, descoberta de novas perspectivas e busca por desafios,[9] esses propósitos são contemplados para as sessões de terapia. São exatamente essas características que se buscam nas interações entre as crianças, os alimentos e seus pais.

Esses comportamentos refletem a Teoria da Autodeterminação no ambiente terapêutico, que pode ser definida como a teoria da motivação humana, uma vez que a motivação intrínseca é um dos primeiros aspectos a se atingir com as crianças que estão em terapia de alimentação.

Ao incorporar uma abordagem de alimentação responsiva na terapia, o terapeuta não pode separar as escolhas da criança do contexto mais amplo de alimentação, assim como não pode separar os sistemas sensoriais e motores ao visualizar as habilidades de alimentação.

Em uma relação terapêutica baseada na confiança e na permissão, o fonoaudiólogo pode, ainda:[8]

- ajudar a criança a ficar mais confortável com as sensações em sua boca;
- identificar e trabalhar atrasos sensório-motores;
- ajudar a criança a determinar a resposta motora apropriada com base na entrada sensorial da comida;
- deixar a criança determinar o ritmo e ajudá-la a ler dicas de prontidão (ou seja, sinais de que ela mesma identifica que está pronta para os próximos passos) para a transição para novos alimentos;
- oferecer oportunidades de experimentar novos alimentos de forma segura, e não ameaçadora, com uma nova pessoa.

Na TAR, não cabe oferecer à criança uma consequência decorrente dos seus atos. A criança não aprenderá a complexa tarefa de comer bem por meio da interferência direta do terapeuta ou da aplicação de punição ou reforço. O desenvolvimento por meio da descoberta é a melhor maneira de a criança construir confiança no terapeuta, no cuidador, na comida e no seu próprio corpo. Muitos pacientes são clinicamente complexos e possuem um histórico de muitos traumas. O trabalho do terapeuta é devolver-lhes a autonomia corporal tanto quanto possível.[8]

Muitas terapias de alimentação preconizam o uso de técnicas comportamentais, mas existem algumas razões para o CENDA não usar esse tipo de estratégia na terapia de alimentação responsiva de crianças com DA. Jenny McGlothlin cita três delas:[8]

1. Comportamento é comunicação.
    - Uma criança com comportamento problemático está comunicando que existe um problema.
    - É trabalho do terapeuta ouvir e prestar muita atenção para determinar qual é o problema e ajudar a criança a resolvê-lo. A partir daí, ela pode se concentrar no desenvolvimento de habilidades.
    - É trabalho do terapeuta não extinguir esse comportamento (que inclui chorar, engasgar-se, vomitar e recusar) sem chegar à raiz do problema.

2. Protocolos comportamentais tentam simplificar o que é um processo complexo.
    - Dado o que se sabe a respeito de como as crianças aprendem a comer, da complexidade do processo de

desenvolvimento e das experiências, muitas vezes, traumáticas em torno da comida (hospitalização, dor, vômito, alimentação forçada), por que tentaríamos simplificar a alimentação em um comportamento isolado?

3. Experiências de estresse fazem uma enorme diferença na maneira como o cérebro da criança se desenvolve.
   - Ignorar os sinais de estresse de uma criança, ativando o seu sistema nervoso simpático, pode causar mudanças no DNA e no cérebro.
   - Crianças que são coagidas a comer alimentos pelos quais não sentem segurança ou conforto, sem dúvida, ficarão estressadas, o que influenciará suas reações nas próximas situações em que estiver comendo.

No aspecto das práticas alimentares parentais, considerando que a alimentação das crianças é fundamentalmente relacional, Jo Cormack sugere que as práticas dos pais sejam exploradas em todos os casos, independentemente da gravidade do desafio alimentar. Ansiedade, culpa e vergonha são emoções que os pais de crianças com DA costumam vivenciar.[10]

Um aspecto central da TAR é trabalhar com as práticas de alimentação dos pais sem julgamentos e oferecendo suporte. O afastamento das práticas de alimentação sob pressão deve ser genuíno. Para facilitar, deve-se criar um espaço em que os pais se sintam à vontade para começar a processar qualquer ansiedade e sentimentos de culpa que possam estar experimentando em relação à alimentação de seus filhos.

Para auxiliar os pais a passarem por todos esses processos de mudanças, devem ser detectados alguns aspectos: em que ponto eles estão nesse processo? Quais as suas necessidades de apoio em cada etapa?

Para isso, Jo Cormack analisa o comportamento dos pais baseado no modelo transteórico de Prochaska.[11] Esse modelo define mudança como um processo que envolve o progresso por meio de uma série de estágios:[11]

- pré-contemplação: é o estágio em que a pessoa não considera mudanças de comportamento, assim como não tem consciência das implicações de suas ações;
- contemplação: nesse estágio, a pessoa está pensando seriamente em uma mudança de comportamento, mas ainda não começou a agir. Está mais consciente dos "prós" da mudança, mas também está muito atenta aos "contras". Essa balança entre as vantagens e as desvantagens pode produzir ambivalência, mantendo a pessoa presa nesse estágio por longos períodos de tempo;
- preparação: é a fase em que a pessoa tem a intenção de tomar ações concretas e passa a se preparar (e preparar o seu mundo social) para a mudança;
- ação: é o estágio em que a pessoa executa o novo comportamento de forma consistente e com sucesso;
- manutenção: nessa fase, a pessoa está trabalhando para prevenir recaídas. O novo comportamento foi mantido por pelo menos 6 meses.

Algumas barreiras comuns enfrentadas pelo terapeuta nesse processo de estágios da mudança dos pais são:

- pensar que os pais estão prontos para a preparação quando ainda precisam de mais tempo para a contemplação;
- apressar os pais em seu estágio de preparação;
- ignorar aspectos importantes do mundo social dos pais durante a preparação;
- não oferecer suporte suficiente durante a fase de ação;
- não gastar tempo suficiente na manutenção;
- falhar ao preparar o cliente para possíveis recaídas.

Ao reconhecer esses aspectos, os terapeutas podem propor ações de apoio, já que gerenciar as expectativas da família é de suma importância. É de grande auxílio ter ciência de que, quando os pais começam a praticar a alimentação responsiva, as crianças parecem regredir no início; que muitos fatores afetam a alimentação das crianças, como doenças ou mudanças na vida; e que um apetite flutuante é normal e reflete as necessidades variáveis de energia.

É, portanto, indispensável explicar claramente aos pais o plano de tratamento e todas as suas variáveis.

O terapeuta pode também apontar os progressos para a família, destacando os aspectos positivos, pois esses nem sempre ficam visíveis aos familiares intrinsecamente envolvidos em todo o processo. Em situações nas quais não se nota o comprometimento e a parceria da família em todo o processo terapêutico, é importante investigar se a família está passando por outros fatores estressantes, como grandes mudanças na vida, e, por isso, talvez ainda não consiga se concentrar na alimentação do filho.

Além disso, dê um espaço aos pais, compartilhe suas preocupações. Pergunte o que eles acham difícil e o que está indo bem. Valide suas preocupações antes de explorá-las conjuntamente. Considere fazer sessões de reavaliação (presencial ou *on-line*). Certifique-se de que as sessões de revisão sejam um componente padrão da sua intervenção e considere, se necessário, sessões de acompanhamento e revisão em intervalos mais curtos.

Se possível, conecte famílias de diferentes crianças com DA. Os pais beneficiam-se do apoio emocional e social que obtêm ao se conectar com outros pais que passam por desafios alimentares semelhantes.[12]

Tão importante quanto todo o resto, conheça os seus limites como terapeuta. Alimentar crianças tem uma carga altamente emocional. Ao explorar os sentimentos dos pais em relação à alimentação, você pode estar lidando com questões delicadas, emoções fortes e, até mesmo, traumas. Entenda seus limites. Tente compreender o que pode estar contido no escopo da sessão, busque treinamento em habilidades básicas de aconselhamento, esteja ciente de sua própria "carga emocional" e saiba quando encaminhar.[10]

Ainda como terapeuta, encontre alegria em atividades de alimentação e estabeleça uma relação positiva com a comida antes de se sentar para as refeições.[13] Muitas vezes, experiência próprias auxiliam o terapeuta a trabalhar isso com os pais, a fim de modificar a perspectiva do que é sucesso, pelo menos a curto prazo.[8]

As metas de longo prazo da TAR podem ser focadas em:

- competência alimentar e desenvolvimento de habilidades: obtenção de funcionalidades adequadas;

- paz na hora das refeições em família;
- apoiar o desenvolvimento de habilidades.

As metas de curto prazo da TAR podem ser focadas em:

- construir uma relação positiva com a comida e o cuidador em torno da comida;
- engajamento alimentar e construção de habilidades dentro da zona de desenvolvimento proximal da criança;
- felicidade à mesa com a família.

A refeição é nutrição, comunicação, socialização, exploração, sensorialidade, assim como domínio de habilidades, tempo para a família e celebração![7] Em programas de terapia de alimentação, a felicidade na hora das refeições é o fator mais importante para ajudar as crianças a desenvolverem habilidades alimentares. A infelicidade impede que as crianças se movam em direção ao relacionamento mais confortável e habilidoso com os alimentos e os líquidos. Faça da felicidade a prioridade![14]

Crianças felizes = refeições felizes

Pais/cuidadores felizes = refeições felizes

Seja parceiro da família e da criança nas terapias de alimentação. Nesse processo, a parceria ocorre da seguinte forma:[8]

1. Relacionamento da criança com os pais e com o terapeuta: a criança aprende em que confiar quando se trata de comida; os desafios da criança são filtrados por meio dessa dinâmica.
2. Relacionamento dos pais com a criança e com o terapeuta: os pais aprendem novas maneiras de enxergar os comportamentos e as escolhas de seus filhos e como podem promover habilidades aprimoradas.
3. Relacionamento do terapeuta com a criança e os pais: o terapeuta aprende como a dinâmica de alimentação afeta o relacionamento entre os membros da família e entende as características únicas da criança com os pais, construindo, dessa forma, confiança no relacionamento dos pais com o filho.

A brincadeira pode ser usada como cura de um relacionamento alimentar desajustado. Crianças com problemas de alimentação apresentam toques menos positivos nas interações com os pais e, assim, costumam ter menos interações positivas na alimentação e nas brincadeiras. A negatividade envolvida na relação com a alimentação afeta as interações da criança com a mãe e o pai.[15] As refeições em família devem sempre ser voltadas para a família, para a interação, para os sorrisos, para as memórias afetivas, e não tanto para a refeição em si. É preciso normalizar as refeições, sem fazer delas "refeições de terapia".

PARA CONSULTA

Sites técnicos sobre abordagem em DA para consulta:

- https://sosapproachtofeeding.com;
- https://thrivewithspectrum.com;

- https://www.feedingmatters.org;
- https://www.getpermissionapproach.com;
- https://www.new-vis.com.

REFERÊNCIAS

1. Organização Pan-americana da Saúde (Opas)/Organização Mundial da Saúde (OMS). Division of Health Promotion and Protection. Food and Nutrition Program. WHO Global Consultation on Complementary Feeding. Guiding principles for complementary feeding of the breastfed child. Washington, D.C.: Pan-american Health Organization (PAHO)/World Health Organization (WHO), 2001. p. 19-28.
2. American Academy of Pediatrics (AAP). Is your baby hungry or full? Responsive feeding explained. 09 jan. 2017. Disponível em: <https://www.healthychildren.org/English/ages-stages/baby/feeding-nutrition/Pages/Is-Your-Baby-Hungry-or-Full-Responsive-Feeding-Explained.aspx?>. Acesso em: 29 jan. 2021.
3. Brasil. Ministério da Saúde. Guia alimentar de bolso para crianças menores de 2 anos. março de 2021. Brasília: Ministério da Saúde, 2021.
4. Fundo das Nações Unidas para a Infância (Unicef). The baby friendly initiative. Disponível em: <https://www.unicef.org.uk/babyfriendly/>. Acesso em: 14 jun. 2021.
5. Rowell K, Wong G, Cormack J, Moreland H. Responsive feeding therapy: values and practice. Disponível em: <https://www.responsivefeedingtherapy.com/rft-values-and-principles>. Acesso em: 14 jun. 2021.
6. Cormack J, Eowell K, Postavaru GI. Self-determination theory as a theoretical framework for a responsive approach to child feeding. J Nutr Educ Behav. 2020;52(6):646-651.
7. Klein MD. Anxious eaters, anxious mealtimes: practical and compassionate strategies for mealtime peace. Indiana: Archway Publishing, 2019

8. McGlothlin J. Moving from get do let: building trust in a therapeutic relationship. In: Responsive Feeding Therapy Conference, 2020.
9. Vansteenkiste M, Niemiec CP, Soenens B. The dev theory: an historical overview, emerging trends, and future dire motivation and achievement. Bingley: Emerald Group Publishing, 2010.
10. Cormack J. Feeding and feelings: working with parental emotions in the context of avoidance eating. In: Congresso Internacional UPAR – Unidos Por Uma Alimentação Respeitosa, 2021.
11. Prochaska JO, Velicer WF. The transtheoretical model of health behavior change. Am J Health Promot. 1997;12(1):38-48. doi.org/10.4278/0890-1171-12.1.38.
12. Mitchell GL, Farrow C, Haycraft E, Meyer C. Parental influences on children's eating behaviour and characteristics of successful parent-focussed interventions. Appetite. 2013;60(1):85-94.
13. Potock M. Parenting in the kitchen: 12 strategies for helping your picky eater. In: Congresso Internacional UPAR – Unidos Por Uma Alimentação Respeitosa, 2021.
14. Morris SE. Feeding the whole child a mealtime approach [Alimentando a criança em sua totalidade uma abordagem no momento da refeição]. Workshop. 2018.
15. Moreland H. Hunger and trust: bringing both to the table. In: Responsive Feeding Therapy Conference, 2020.

Bibliografia

Cormack J. Helping children develop a positive relationship with food: a practical guide for early years professionals. Philadelphia: Jessica Kingsley Publishers, 2018.

Rowell K, McGlothlin J. Conquer picky eating: for teens and adults. 1.ed. Dallas: CreatSpace Independent Publishing Plataform, 2018.

11

A atuação do psicólogo no CENDA (Centro de Excelência em Nutrição e Dificuldades Alimentares)

Gabriela Malzyner

ABORDAGEM PRÁTICA

1. Roda de conversa moderada (psicoeducativo) – **Encontros "Pais e Pães"**

Concomitantemente aos atendimentos, o CENDA promoveu uma atividade voltada ao público leigo, isto é, pais, cuidadores, educadores e pessoas com interesse nas questões ligadas a alimentação na infância e na adolescência. Durante o ano de 2017, providenciamos, uma vez por mês, cafés da manhã com a presença desse público e dos profissionais da equipe.

Os encontros foram nomeados de "Pais e Pães". Para receber os grupos mensalmente, foi-nos cedido o centro de treinamento do Hospital Infantil Sabará. Os encontros aconteceram em toda última quarta-feira de cada mês e tinham um caráter psicoeducativo. Foram abordados temas relacionados à alimentação a fim de refletirmos juntos sobre as dificuldades existentes em cada etapa desse processo.

A seguir, são listados os temas trabalhados nesses encontros:

Pais e Pães – temas dos encontros

- Março: Nutrição e afeto.
- Abril: Quando comer é desprazer.
- Maio: Tirando os nutrientes da mesa.
- Junho: Quando tudo dá errado na alimentação do meu filho – as crises previsíveis da alimentação.
- Julho: O caos na introdução alimentar.
- Agosto: O bê-á-bá do arroz e feijão.
- Setembro: O que é que a lancheira tem?
- Outubro: A criança cresce, mas o prato, não.
- Novembro: As férias da lancheira.

A cada encontro, um profissional da equipe era responsável por introduzir o tema a ser trabalhado. O grupo era aberto a discussões e reflexões.

Acreditamos que é parte fundamental do trabalho terapêutico dar às pessoas a possibilidade de dialogar sobre as informações que lhes são "bombardeadas" diariamente. Foi exatamente com essa premissa que estruturamos o encontro "Tirando os nutrientes da mesa", pois compreendemos que os modismos alimentares dificultam a relação das pessoas com os alimentos. Não comemos nutrientes, mas, sim, alimentos carregados de representações afetivas, gostos, sabores, cores, cheiros.

Uma das ideias centrais dos encontros era facilitar a relação com a maneira de se alimentar, bem como ampliar a compreensão de que, para o humano, não existe alimentação sem desejo. O comer está sempre associado ao afeto, desde os primeiros tempos da vida de um bebê, quando uma mãe amamenta seu filho ou quando os pais o amamentam com fórmulas apropriadas. Os pais não estão apenas dando o leite necessário para a sobrevivência do seu filho, mas também e fundamentalmente estão investindo carinho, amor, atenção e desejo nesse novo ser. Esse é um movimento sem o qual o bebê não sobrevive. Esse tema foi trabalhado com os participantes no encontro "Nutrição e afeto".

2. Como premissa, o Instituto PENSI, no âmbito da atuação do Centro de Excelência em Nutrição e Dificuldades Alimentares (CENDA), compreende também que a disseminação do conhecimento é essencial. Uma vez que um dos braços do CENDA é a atuação em ensino, o trabalho da psicologia nas dificuldades alimentares também se estende a seminários, palestras, congressos e conferências internas e externas, bem como a artigos científicos e para a comunidade em geral, como *posts* e vídeos postados no *blog* do PENSI-Sabará Hospital Infantil.
3. As supervisões dos atendimentos clínicos realizados pela equipe multidisciplinar também é função do psicólogo.
4. O atendimento às famílias em sofrimento psíquico, bem como a escuta da criança trazida ao ambulatório, é primordial.
5. A orientação parental, em alguns casos, mostra-se fundamental.
6. O auxílio do psicólogo na reflexão em equipe, produzindo questões importantes para a anamnese do paciente, facilita a compreensão global do caso.
7. Assistir as consultas clínicas realizadas pelos outros profissionais da equipe multidisciplinar a fim de orientar as possíveis formas de intervenção.

Seção 3
Orientações para o cuidado da criança com dificuldades alimentares

Capítulo 12 – Manual prático de orientações para crianças com dificuldades alimentares

12

Manual prático de orientações para crianças com dificuldades alimentares

Priscila Maximino
Raquel Ricci
Claudia de C. Ramos
Nathalia Gioia de Paula
Mauro Fisberg

INTRODUÇÃO

Durante toda essa obra, foi enfatizada a importância do lugar de destaque da personalização da avaliação e da personalização do tratamento das dificuldades alimentares (DA).

Mesmo com a personalização do atendimento, algumas orientações no acompanhamento da criança com DA são básicas e comuns para que o trabalho possa ser bem-sucedido, acarretando mudanças positivas e evolução do quadro. Independentemente da queixa, é como limpar um ambiente bagunçado para que coisas novas possam ser colocadas. Entender a importância de cada orientação e o que se busca com elas é fundamental para alinhar, junto aos pais/cuidadores, as expectativas em relação à melhora na aceitação alimentar.

As orientações são baseadas em etapas interdisciplinares, elencadas pelo nível de importância de cada uma na rotina alimentar, ou seja, devem ser aplicadas todas ao mesmo tempo. Essas etapas não podem ser classificadas como pequenas ou grandes, pois o grau de incômodo específico de cada criança e de cada família. O tempo que as crianças levam em cada uma das orientações é variável, pois, além de estarem em diferentes momentos da vida, contam com recursos emocionais e ambientais distintos e particulares. Muitas vezes, é necessário o apoio de um psicólogo para auxiliar a equipe, inclusive para verificar se a família tem ou não condições de seguir as orientações.

ORIENTAÇÕES MAIS UTILIZADAS PELOS NUTRICIONISTAS DO CENDA DO INSTITUTO PENSI

Divisão de responsabilidade

- Pais e cuidadores: são responsáveis por **onde**, **quando** e **o que** comer.
    - Deve-se atribuir aos pais/cuidadores a responsabilidade pela escolha dos alimentos oferecidos à criança, assim como pelo planejamento do local e pela organização de horários e das refeições. As crianças tendem a comer de forma distraída e a escolher os alimentos por suas preferências, e não de forma racional; por isso, é fundamental os adultos tomarem, o quanto antes, essas responsabilidades para si.

- Criança: é responsável pelo **quanto** vai comer e **se** irá comer.
  - Deve-se respeitar sinais internos de fome e saciedade da criança, e não a forçar a comer além da sua vontade.[1]

Refeição compartilhada

Realizar refeições em conjunto pelo menos uma vez ao dia. É importante compartilhar o alimento, permitir que a criança tenha experiências e vivências do hábito alimentar de casa, assim como refletir sobre a importância da alimentação para todos da família.

Atividades de culinária e compra

- Pedir que a criança ajude com atividades simples na cozinha, sem qualquer necessidade de consumo do alimento novo.
- Levar a criança para fazer compras no mercado. Fazer atividades que tenham os alimentos por perto, mas que não sejam relacionadas apenas ao consumo imediato.

Exploração do alimento antes do consumo

- Entender que, antes de comer qualquer alimento, é importante que a criança, em ordem:
  - reconheça o alimento;
  - tolere e coloque a mão;
  - identifique a textura;
  - reconheça o cheiro;
  - encoste o alimento na boca;
  - por fim, sinta-se segura para comer.

Neutralidade

Evitar caracterizar a criança como a "criança que não come". Quanto menor for o foco nessa característica, melhor e mais neutra fica a situação.

Adequação de volume de lácteos

- Crianças com DA têm, frequentemente, uma ingestão láctea maior do que a recomendação.[2] A facilidade da ingestão de líquidos, a tranquilidade dos pais/cuidadores em ver a criança ingerindo algo e o curto tempo para a realização das refeições são fatores que influenciam negativamente o ajuste da ingestão.
- A recomendação é que a oferta de lácteos corresponda, aproximadamente, a 50% da necessidade energética diária para crianças de um ano de idade e 30% para as de 2 anos ou mais.

Uso de suplemento alimentar

- Quando necessário, principalmente na recusa regular do consumo de alimentos fontes de micronutrientes.
- A diretriz de 2018 da Associação Brasileira de Nutrologia (Abran) preconiza a oferta de até 400 kcal/dia por meio de suplemento nutricional para a criança com DA, a fim de manter um aporte adequado de calorias, proteínas e micronutrientes.[3]

Organização da rotina alimentar

Estabelecer horários condizentes com a rotina da família e o horário da escola, assim como ajustar, se necessário, o horário de sono.

Substituição de refeições

Evitar a substituição de refeições por outros alimentos não planejados.

Similares

Buscar produtos, preparações e alimentos similares aos aceitos pela criança para possibilitar a ampliação do repertório alimentar é essencial para que seja possível atingir a expectativa dos pais/cuidadores na ampliação do repertório de alimentos aceitos pela criança. Ao buscar alimentos que possam trazer familiaridade à criança, a chance de esses alimentos serem aceitos é maior. Para mais informações, consulte, adiante, o item "Orientações sobre a utilização do *food chaining*".

COMO ESCOLHER RECEITAS PARA CRIANÇAS COM DIFICULDADES ALIMENTARES?

Cada criança com DA pode apresentar um padrão alimentar distinto, como:

- recusa parcial ou total de alimentos sólidos;
- recusa parcial ou total de frutas e/ou vegetais;
- recusa da alimentação típica da família (p.ex., arroz e feijão);
- aceitação predominante de alimentos secos;
- recusa de alimentos/preparações molhadas (p.ex., macarrão com molho, caldos, cozidos, etc.).

No acompanhamento da criança com DA, a escolha das receitas deve considerar a dificuldade que ela apresenta, a ponto de recusar determinados alimentos e aceitar outros, assim como possibilitar a substituição de alimentos de qualidade nutricional baixa por outros com melhores valores nutricionais. Nesse ponto, recorrer às informações coletadas no inventário alimentar (ver Figura 3 do capítulo 3) será de grande ajuda. Buscar caminhos que possam ampliar o repertório de alimentos aceitos e minimizar as recusas, como a técnica do *food chaining*, é fundamental.

A seguir, são apresentadas algumas sugestões de como inserir alimentos/preparações por meio de receitas que consideram as preferências sensoriais, mas os alimentos normalmente recusados pelas crianças.

Preferência por alimentos secos e/ou crocantes

É comum crianças com DA preferirem alimentos secos e/ou crocantes, que são consumidos sem uso de talheres, ou seja, com as mãos.

Nesse caso, as receitas escolhidas devem seguir o padrão de *finger food*, ou seja, formato de bolinho, tirinha, cubo, quibe, croquete, esfirra, almôndega de forno, hambúrguer caseiro, biscoito doce, biscoito salgado, panqueca, pães, bolos, dentre outros. Sempre que possível e tolerado, deve-se fazer uso de farinhas variadas e de melhor qualidade nutricional, para empanar ou utilizar na receita.

Receitas nesse formato permitem o incremento de diversos ingredientes, mas é sempre importante avaliar cada caso para verificar se a criança em questão mostra-se aberta às sugestões.

Biscoito de polvilho – Para crianças maiores de 1 ano

Ingredientes

- 500 g de polvilho azedo
- 200 mL de leite desnatado
- 150 mL de óleo vegetal
- 3 ovos
- 1 colher (chá) de sal
- 1 colher (sopa) de chia e gergelim (opcional)

Modo de preparo

Na batedeira, bata o polvilho, o leite, o óleo, os ovos e o sal até obter uma mistura homogênea. Acrescente a chia e o gergelim e apenas misture. Coloque a massa em um saquinho plástico, corte a pontinha e molde os biscoitos como preferir (em formato de palitinho ou anel) em uma forma untada. Leve para assar no forno a 180 graus por 15 minutos ou até dourarem. Guarde os biscoitos em recipiente fechado.

Pãozinho de batata-doce ou de mandioquinha

Ingredientes:

- 1 1/2 xícara (chá) de batata-doce ou mandioquinha bem cozida e amassada

- 1 xícara (chá) de polvilho doce
- 1 xícara (chá) de polvilho azedo
- 1/4 xícara (chá) de azeite de oliva
- 1 colher (sobremesa) de água
- 1 pitada de sal (para maiores de 1 ano)
- 1 colher (sopa) de linhaça dourada (opcional)

Modo de preparo

Misture todos os ingredientes e modele as bolinhas. Unte levemente uma forma com manteiga e polvilho (doce ou salgado) e distribua as bolinhas. Asse em forno pré-aquecido a 180 graus até dourarem. Dicas: se preferir, substitua a batata-doce ou a mandioquinha por batata-inglesa, e acrescente orégano e outros temperos naturais.

Bolinho de feijão com couve

Ingredientes

- 3 folhas de couve-manteiga cortadas em tiras bem fininhas
- 2 tomates
- 1 cebola picada
- 1 colher (chá) de sal (para maiores de 1 ano)
- 1/2 xícara (chá) de salsinha
- 2 xícaras (chá) de feijão preto cozido e refogado
- 1 colher (chá) de azeite
- 1/2 xícara (chá) de farelo de aveia

Modo de preparo

Em uma panela, coloque o azeite, a cebola e refogue bem. Acrescente a couve e refogue por 1 minuto. Adicione o tomate, o sal e cozinhe por mais 1 minuto. Em uma tigela, coloque a salsinha, o feijão e, com um amassador de batata ou um garfo, amasse bem até ficar na consistência de um purê. Acrescente a couve refogada e misture bem. Modele em formato de bolinha. Passe as bolinhas pelo farelo de aveia (se quiser que o bolinho fique crocante por fora, bata 2 ovos e passe o bolinho no ovo antes do farelo de aveia). Coloque os bolinhos em uma forma untada com manteiga e farelo de aveia e leve-os para assar em forno pré-aquecido a 180 graus por 20 minutos ou até que estejam sequinhos e macios por dentro. Dica: essa preparação pode ser feita com lentilha e outros tipos de feijão.

Bolinho de arroz

Ingredientes

- 2 xícaras (chá) de arroz cozido
- 2 ovos
- 3/4 de xícara (chá) de farinha de rosca ou de aveia
- 3 colheres (sopa) de parmesão ralado
- 1/2 xícara (chá) de cenoura ralada, abobrinha ralada ou couve (opcional)
- Cebolinha picada (opcional)

Modo de preparo

Misture todos os ingredientes; primeiro com a colher, depois com a mão. Deu uma boa liga? Comece a formar os bolinhos. Não deu? Experimente acrescentar um pouco de farinha de rosca ou de aveia. A massa fica molhadinha, mas dá para fazer o formato. Coloque em uma forma antiaderente ou untada com azeite, cubra com "fios" de azeite por cima e coloque em forno pré-aquecido a cerca de 200 graus. Após 15 a 20 minutos, com a ajuda de uma espátula, vire os bolinhos. Aguarde dourar, retire do forno e sirva.

Hambúrguer de frango

Ingredientes

- 500 g de peito de frango cru
- 1 cenoura ou abobrinha ralada ou 1/2 alho-poró picado
- 1 ovo
- 1/4 xícara (chá) de cebolinha
- 2 colheres (sopa) de chia ou linhaça (opcional)
- 1/2 xícara (chá) de farelo de aveia
- Pitada de sal (para maiores de 1 ano)

Modo de preparo

Processe tudo no liquidificador (aos poucos) ou no processador e, depois, faça hambúrgueres pequenos com as mãos úmidas. Grelhe em frigideira antiaderente em fogo baixo e com tampa. Os hambúrgueres ainda crus podem ser congelados.

Recusa parcial ou total de frutas

Crianças que não comem frutas *in natura* podem começar a consumi-las, em pequenas quantidades, em preparações como biscoitos, panquecas, crepes, bolos, batidas com leite, misturadas em cereais, assim como em apresentações variadas (em geleia, desidratadas, em sorvete, congeladas, etc.). As crianças não devem ser forçadas ou insistentemente estimuladas a comerem frutas sem qualquer modificação. A escolha da abordagem para o incremento de frutas no hábito alimentar da criança deve sempre considerar as características aceitas por ela na alimentação.

Biscoito de aveia e banana

Ingredientes

- 2 bananas nanicas grandes bem maduras
- 4 colheres (sopa) de farelo de aveia
- Uvas-passas ou tâmaras picadas a gosto
- Canela a gosto

Modo de preparo

Com um garfo, amasse as bananas (não precisa amassar muito), misture a aveia, a uva-passa ou tâmara picada e a canela. Com o auxílio de uma colher, espalhe bolinhas dessa massa em uma assadeira untada com azeite ou manteiga e farelo de aveia, com o cuidado de deixar uma bolinha distante da outra. Asse a 180 graus em forno pré-aquecido por aproximadamente 30 minutos ou até dourar.

Bolo integral de maçã

Ingredientes

- 1 ovo
- 1 maçã grande
- 100 mL de suco de maçã integral (sem açúcar)
- 1/2 xícara (chá) de uva-passa
- 2 colheres (sopa) de óleo
- 1 xícara (chá) de aveia em flocos finos
- 1/2 xícara (chá) de farinha de trigo integral

- 1 colher (chá) de fermento em pó
- 1 banana nanica madura picada (opcional)

Modo de preparo

Bata no liquidificador o ovo, a maçã, o suco de maçã, a uva-passa e o óleo. Em uma tigela, misture a aveia com a farinha de trigo. Em seguida, despeje a mistura do liquidificador na tigela e misture bem. Acrescente o fermento em pó e, por último, a banana picada. Despeje em forminhas de *muffin* e leve ao forno pré-aquecido a 180 graus por cerca de 25 minutos ou até dourar levemente. Dica: uva-passa e tâmara são excelentes escolhas para substituir o açúcar nas receitas.

Panqueca de banana com tâmara

Ingredientes

- 1 banana-nanica madura amassada
- 1 ovo inteiro
- 1 colher (sopa) de farelo de aveia
- 1 pitada de canela em pó
- 1 tâmara picadinha (pode substituir por 1 colher de sopa de uva-passa ou ameixa seca)

Modo de preparo

Misture todos os ingredientes com o auxílio de um garfo, com exceção da tâmara, que deve ser acrescentada na massa por último. Aqueça, em fogo baixo para médio, uma frigideira antiaderente e despeje a massa. Doure por aproximadamente 2 minutos cada lado até que ambos fiquem douradinhos. Para crianças maiores de 2 anos, a panqueca pode ser servida com mel.

ORIENTAÇÕES SOBRE REFEIÇÕES EM FAMÍLIA

Refeições em família podem ser descritas como o ato de sentar-se à mesa junto com as crianças e comer, ao mesmo tempo, a mesma comida. Podem ser realizadas no horário do café da manhã, almoço, lanches ou jantar, em situações cotidianas ou festivas. Mais informações sobre a importância das refeições em família podem ser encontradas em outros capítulos deste livro.

A refeição em família é um aspecto transversal na alimentação infantil e, portanto, deve ser abordada por todo profissional que atende a criança com DA. Portanto, o fonoaudiólogo também deve estar preparado para abordar essa importante questão.

É no momento da refeição que o aprendizado acontece. Espera-se que as crianças possam sentar-se à mesa e comerem com suas famílias. Sentar-se junto pode se transformar em uma oportunidade de se conectar com a família e remodelar o ato de comer.

Se a mesa não é um lugar agradável, deve-se reformular esse momento, trocando papéis, lugares na mesa, funções, utensílios e, às vezes, até móveis. É importante orientar a família a livrar-se de obstáculos (p.ex., incômodo com sujeira, lugares inadequados) e oferecer conforto para todos.

Em particular, a criança precisa estar bem posicionada durante a refeição. O sentar-se à mesa, para algumas crianças, pode ser muito difícil; elas podem se sentir incomodadas com o cheiro e/ou a aparência dos alimentos ao redor ou com excesso de barulho. Os pais devem considerar as dificuldades sensoriais da criança e simplificar o momento da refeição, diminuindo estímulos desnecessários.

Mudanças na hora das refeições são difíceis. As crianças com DA geralmente limitam sua dieta a pouquíssimos e muito específicos alimentos, o que torna o compartilhamento desse momento muito trabalhoso. Elas costumam preferir que seus alimentos favoritos sejam servidos sempre da mesma maneira e no mesmo lugar, e, por isso, podem resistir a mínimas mudanças, sejam elas quais forem. Nesse sentido, é fundamental integrar as mudanças com cautela, progressivamente. Na mesa, o mais importante são as pessoas, não os alimentos.

ORIENTAÇÕES SOBRE PROGRESSÃO DE TEXTURAS E SABORES

A progressão das texturas deve ser considerada quando a criança apresenta tolerância, ingestão em quantidade (volume) apropriada, idade adequada e habilidade de mastigação para avançar nas texturas.

Há crianças que não fazem uma transição gradual das texturas. É comum observar casos cuja queixa é justamente a transição; apesar de já aceitarem alguns alimentos mais sólidos, permanecem com algumas papas e purês. Algumas técnicas podem auxiliar crianças cautelosas a se habituarem com novas texturas e sabores e irem ganhando confiança aos poucos.

- O tipo de introdução alimentar escolhido pela família pode determinar de que forma essa transição vai ocorrer.
- O tipo de mistura e a quantidade utilizada deve ser avaliada caso a caso.

- É importante sempre testar antes o alimento para saber qual a sensação dele na boca e o gosto.
- Como se trata de algo novo, a introdução de novas texturas e sabores deve ser feita aos poucos e com pequenas quantidades, no começo. Se a dificuldade for muito grande, somente uma porção deve ser oferecida inicialmente; depois, pode-se misturar as texturas e os sabores gradativamente.
- Deve-se intercalar a oferta nova com a anterior, a fim de não interromper a ingestão, e continuar avançando de acordo com a aceitação (técnica da Marsha).
- Um aumento de *gagging* ou recusa pode ser notado se essa progressão for rápida demais ou se a comida for posicionada no centro da boca, no caso dos alimentos sólidos. O melhor é aplicar a técnica de *side placement* (posicionamento lateral) no início, só passando para o centro da boca quando a criança estiver tolerando bem. O *side placement* é importante, também, para o estímulo de mastigação.
- Congelar sucos de frutas em cubos e misturá-los ao suco habitual contribui na introdução gradativa de sabores.
- O ato de molhar ou mergulhar um alimento em outro (como molhos) pode favorecer a aproximação da criança ao alimento novo, criando uma mistura de sabores e texturas. Para isso, podem ser usados utensílios como mordedores, colheres ou mesmo pedaços de alimentos, como frutas, *sticks*, etc. Geralmente, usa-se o alimento conhecido como ponte para o novo a ser introduzido.
- Polvilhar e esmigalhar alimentos para depois misturá-los pode ser divertido e motivador, assim como também ajuda a oferecer uma mistura gradual de sabores e texturas.

Na aplicação dessas técnicas, o conforto sensorial e o desenvolvimento motor-oral do paciente devem ser guias para o terapeuta sugerir escolhas e quantidades, de forma que os desafios sejam adequados para as crianças.

ORIENTAÇÕES SOBRE A UTILIZAÇÃO DO *FOOD CHAINING*

O *food chaining* é uma técnica muito usada por profissionais de diversas áreas envolvidos com a DA. Foi desenvolvida por duas fonoaudiólogas para o manejo da criança com seletividade extrema ou muita dificuldade para comer. É geralmente usada quando há necessidade de se expandir o cardápio, o número de alimentos aceitos e o repertório alimentar do paciente.

A proposta é introduzir novos alimentos levando em conta as características dos alimentos já aceitos pela criança, como textura, sabor, temperatura, aparência, dentre outras. A partir dessa base, para expandir o repertório alimentar do paciente, são selecionados alimentos parecidos, ou seja, que possuem as mesmas características dos alimentos aceitos.

O método, relativamente simples, parte da premissa de que será mais fácil a aceitação de um alimento novo se ele for parecido com o que a criança já conhece, come e gosta. Deve-se procurar o que os alimentos já aceitos e os novos possuem em comum, seja na aceitação ou na rejeição. Passando por essa fase inicial, à medida que aumenta o número de alimentos aceitos pelo paciente, pode-se iniciar a introdução de alimentos com pequenas diferenças em sabores e texturas.

Sabe-se que, inicialmente, é mais fácil expandir sabores do que texturas. Muitas vezes, variar marcas e o modo de preparo dos alimentos já aceitos é um grande avanço e traz muitos benefícios e facilidades para a criança e a família.

O programa de *food chaining* pode ser desenvolvido junto com um nutricionista, que ajudará a estabelecer novas sugestões de preparos para os alimentos, adicionar molhos, etc.

ORIENTAÇÕES SOBRE PROBLEMAS SENSÓRIO-MOTORES ORAIS

No tratamento motor-oral do paciente com DA, vários são os utensílios utilizados para ajudar a criança a desenvolver maior familiaridade com a boca, seus movimentos e sensações, melhorando o desenvolvimento das habilidades orais e da alimentação. Brinquedos como mordedores, escovas dentais diversas e vibratórias e massageadores são comumente usados para estímulos sensório-motores de face e boca.

Os estímulos sensoriais em língua, gengivas e bochechas ajudam na percepção, na consciência e na discriminação intraorais e na dessensibilização. Crianças que apresentam *pocketing food* (manter a comida na boca, sem engolir) ou *overstuffing* (colocar comida demais na boca), bem como aquelas com aversão ou defensividade oral, se beneficiam desse trabalho.

Muitas crianças com DA vivenciaram experiências orais desagradáveis, como cirurgias e uso de sondas. O trabalho de lateralização de língua e mastigação, por meio de utensílios que promovam a mordida e a mastigação sem uso de alimentos, intensificam os estímulos táteis e proprioceptivos, com o objetivo de favorecer a introdução da mastigação de alimentos ou, até mesmo, quando necessário, de aprimorar a habilidade de mastigação.

O desenvolvimento da mordida e da mastigação é um importante marco no desenvolvimento alimentar infantil.

ORIENTAÇÕES SOBRE UTENSÍLIOS DE ALIMENTAÇÃO

Durante o acompanhamento de crianças com DA, é muito comum fazer mudanças dos utensílios utilizados. Muitas vezes, a introdução de utensílios como copos, canudos e talheres é tardia, inexistente ou inadequada; as chupetas e os objetos que são levados à boca são inapropriados às necessidades sensório-motoras orais da criança; e a mamadeira, cuja prevalência de uso por tempo prolongado é grande, geralmente precisa ser modificada também.

A escolha correta dos utensílios que a criança usa favorece o bom desenvolvimento sensório-motor oral e a alimentação da criança. O quadro de habilidades de alimentação, publicado em artigo contíguo pelo CENDA (ver Tabela 1 do capítulo 4 deste livro), fornece uma base para a avaliação e a orientação dessas habilidades.

Também existe material informativo publicado sobre como orientar a escolha de chupetas, mamadeiras e bicos adequados ao desenvolvimento infantil. Marcas conhecidas, como NUK®, MAM®, Avent®, Soothie®, dentre outras, já são amplamente utilizadas e indicadas por fonoaudiólogos, cabendo ao profissional responsável, portanto, a orientação acerca da escolha e utilização desses utensílios de acordo com sua prática profissional.

Basicamente, a escolha do equipamento de alimentação deve seguir o critério de facilitação e favorecimento da habilidade de alimentação em curso.

O profissional deve estar preparado para tentativas e erros. Na escolha de bicos, por exemplo, pode ser necessário aguardar de 24 a 36 horas até que o bebê se ajuste ao novo bico oferecido.

A seguir, alguns critérios utilizados no CENDA para a escolha de colheres e copos.

Colheres

Há diversos modelos de colheres, com tamanhos, profundidades e materiais diferentes. É preciso observar se o tamanho e a profundidade são compatíveis ao tamanho da boca e às habilidades da criança. Caso a colher seja muito profunda, o esforço para retirar a comida do prato será maior. A colher deve ser posicionada na parte frontal da língua, de forma confortável, favorecendo a retirada do alimento.

Colheres de plástico firme não transmitem a temperatura de forma intensa, o que é importante para crianças com desconforto oral. Colheres com texturas ajudam a proporcionar maior estímulo oral durante a alimentação, quando necessário. A escolha dependerá da necessidade de cada criança.

Algumas marcas amplamente utilizadas para o atendimento da criança com dificuldade de alimentação são: Maroon Spoons, E-Z Spoon, Z-Vibe Spoons, Duospoon, dentre outras. O mercado nacional também conta com diversos modelos disponíveis.

Copos

A escolha por copos de transição, copos com canudos ou copos abertos deve seguir o mesmo cuidado da escolha do bico de mamadeira. Há vários modelos: rígidos, moles, com válvula, sem válvula, etc. O critério de escolha deve ser por aquele que favoreça o selamento labial e garanta o fluxo adequado do líquido em relação à capacidade de sucção/deglutição da criança.

ORIENTAÇÕES SOBRE POSICIONAMENTO

O posicionamento adequado durante a alimentação é parte fundamental da orientação do fonoaudiólogo na queixa alimentar. Visto que a boca está conectada a várias partes do corpo, quando há tensão corporal ou baixo tônus, por exemplo, a boca não funciona adequadamente. Padrões de extensão, flexão ou assimetrias corporais levam ao mesmo padrão em lábios, língua e mandíbula, o que torna mais difícil a movimentação eficiente durante a alimentação. O uso do cadeirão ou de cadeiras adaptadas deve ser bem orientado, assim como mudanças de acordo com o crescimento da criança.

Hipertonia ou hipotonia corporal podem levar a dificuldades de controle de mandíbula, de sucção e de mastigação. É importante reconhecer os padrões de tônus e de movimentos corporais que influenciam os padrões orais e providenciar suporte adequado, quando necessário, para o corpo e o pescoço durante as refeições, facilitando o desenvolvimento das habilidades de alimentação e diminuindo a severidade dos problemas.

É preciso garantir, também, conforto para quem alimenta. O posicionamento do cuidador deve ser abordado, já que, em algumas situações de alimentação, o cuidador e a criança estão totalmente conectados um ao outro.

CONSIDERAÇÕES FINAIS

O sucesso na alimentação e nas refeições depende de aspectos muito diversos, como uma boa noite de sono, foco e atenção, saúde física e emocional, posicionamento adequado, ambiente sensorial confortável, interação responsiva entre cuidador e criança, desenvolvimento sensório-motor oral adequado e habilidades de alimentação.

Esperamos que este capítulo, em virtude da experiência e do comprometimento dos seus autores, que há anos trabalham no atendimento à criança com dificuldade alimentar, sirva como fonte de recursos e informações para auxiliar o trabalho do fonoaudiólogo nos cuidados com pacientes com DA.

REFERÊNCIAS

1. Satter E. Secrets of feeding a heatlh family: how to eat, how to raise good eaters, how to cook. American Fork, Utah: Kelcy Press, 2008.
2. Maximino P, Machado RHV, Ricci R, Ramos CC, Carvalho MJR, Fisberg M. Crianças com dificuldades alimentares consomem proteínas e suplementos lácteos em quantidades excessivas - como romper este ciclo? Demetra. 2019;14:e37449.
3. Nogueira de Almeida CA, Mello ED, Ribas Filho D, Maximino P, Fisberg M. Consenso da Associação Brasileira de Nutrologia sobre o uso de suplementos alimentares para crianças com dificuldades alimentares. Int J Nutrol. 2018;11(S01):S4-S15.

Seção 4
Pesquisa em saúde no Brasil

Capítulo 13 – Como fazer pesquisa e produzir artigos e trabalhos científicos

13

Como fazer pesquisa e produzir artigos e trabalhos científicos

Luana Romão Nogueira
Priscila Maximino
Rachel Helena Vieira Machado
Ana Carolina Leme

INTRODUÇÃO

Enquanto o Brasil ocupa posição de destaque em tamanho territorial, população e mercado farmacêutico, ainda está em 24º lugar em relação à sua participação na pesquisa clínica, representando apenas 2,1% da produção. Vários fatores estão envolvidos nesse cenário, como incentivo financeiro, estrutura, formação, inclusão da pesquisa na formação básica da graduação e implementação da cultura da produção de pesquisa. O Centro de Excelência em Nutrição e Dificuldades Alimentares (CENDA) foi implantado na estrutura do Instituto Pensi para que, além do atendimento em saúde infantil, fosse realizada, concomitantemente, a produção de pesquisas com crianças com dificuldades alimentares (DA), cujos resultados pudessem ser compartilhados tanto com profissionais da saúde quanto com a sociedade.

No Brasil, apesar dos inúmeros serviços de pronto atendimento, ambulatórios e consultórios, tanto na rede privada como na pública, apenas uma minoria utiliza adequadamente o seu fluxo de atendimento para a produção de artigos e publicações. Infelizmente, a própria cultura desses serviços instala mitos e obstáculos para que a pesquisa não seja realizada, em vez de a viabilizarem. Nesse contexto, é importante elucidar que:

- todo serviço de assistência em saúde é um centro de pesquisa em potencial e pode produzir artigos e publicações, desde que siga as etapas necessárias;
- a publicação da pesquisa, após implantada no serviço ou departamento, irá propagar o trabalho no Brasil e no mundo;
- a produção de pesquisa não interfere e não atrapalha o serviço de assistência;
- a melhor forma de produzir pesquisa é começando. A Figura 1 mostra o passo a passo para isso.

REQUISITOS BÁSICOS PARA GERAR PESQUISA

A pesquisa envolvendo a população pediátrica possui grande valor, já que muitos fatores relacionados a morbidade e mortalidade podem ter início nessa fase da vida, incluindo desordens nutricionais como malnutrição, sobrepeso e obesidade. Maiores esclarecimentos acerca desse período da vida fornecem subsídios a intervenções precoces, prevenção e promoção à saúde,

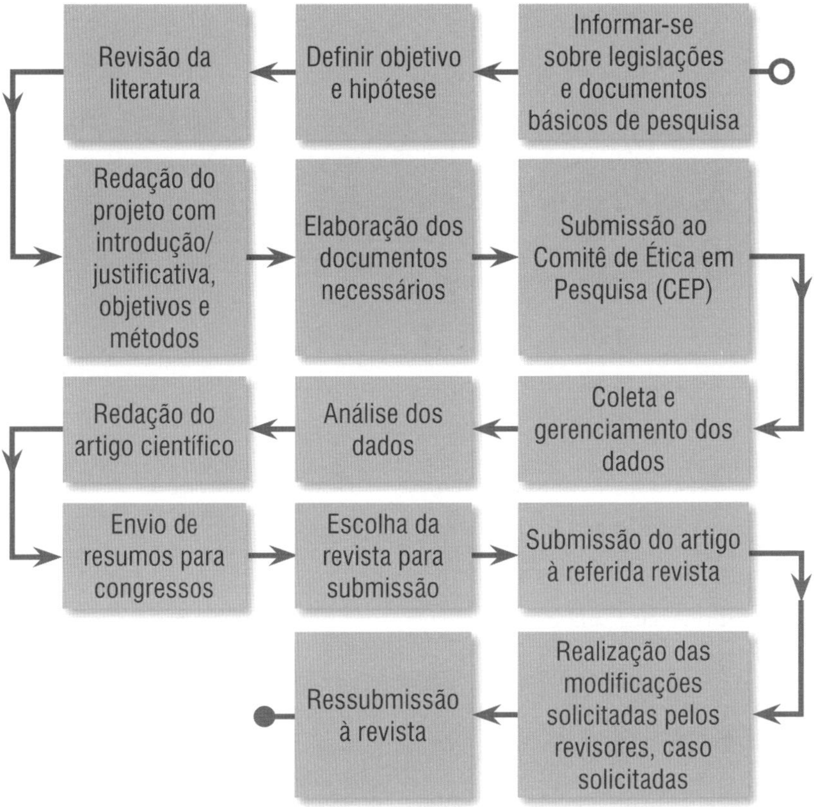

Informar-se sobre legislações e documentos básicos de pesquisa
Definir objetivo e hipótese
Revisão da literatura
Redação do projeto com introdução/ justificativa, objetivos e métodos
Elaboração dos documentos necessários
Submissão ao Comitê de Ética em Pesquisa (CEP)
Coleta e gerenciamento dos dados
Análise dos dados
Redação do artigo científico
Envio de resumos para congressos
Escolha da revista para submissão
Submissão do artigo à referida revista
Realização das modificações solicitadas pelos revisores, caso solicitadas
Ressubmissão à revista

FIGURA 1. **Passo a passo sugerido pelo CENDA do Instituto Pensi para iniciar a produção de pesquisa em um serviço de atendimento em saúde.**

resultando em sistemas de saúde mais eficientes e menores repercussões na vida futura.

Para iniciar a produção de pesquisas em saúde, é importante ressaltar alguns pontos importantes, como:

- o pesquisador principal (o "dono do projeto") precisa ter consciência de que o desenvolvimento de uma pesquisa demanda muita responsabilidade, de forma que o trabalho deve obedecer aos aspectos legais, morais e éticos, principalmente quando crianças são envolvidas;
- entender que há um amplo compromisso moral com a sociedade, devendo a honestidade e a transparência serem atributos fundamentais em todas as etapas da pesquisa, inclusive na publicação dos resultados;
- conhecer previamente e entender todas as etapas que envolvem o desenvolvimento de um projeto de pesquisa, desde a criação até a publicação, conforme o fluxo apresentado na Figura 1;
- analisar quais são os recursos necessários (físicos, de tempo, monetários, pessoais) para que a pesquisa seja iniciada e finalizada com excelência;
- na maioria das vezes, pesquisas em saúde pediátrica ocorrem com uma equipe de pessoas envolvidas. A gestão das atribuições de cada participante é fundamental para o bom andamento da pesquisa.

LEGISLAÇÕES E DOCUMENTOS

Ao planejar uma pesquisa em um serviço de atendimento à saúde, é necessário conhecer e seguir guias e legislações nacionais e internacionais que abordam o tema da pesquisa, dentre as quais se destacam:

- Resolução n. 466, de 12 de dezembro de 2012, do Ministério da Saúde: dispõe sobre diretrizes e normas regulamentadoras de todas as pesquisas envolvendo seres humanos. Essa resolução trata dos aspectos éticos da pesquisa envolvendo seres humanos, contrato com termos e definições usuais da pesquisa, consentimento livre e esclarecido, riscos e benefícios, protocolo de pesquisa, sistema CEP/CONEP (Comitê de Ética em Pesquisa/Comissão Nacional de Ética e Pesquisa), pesquisador responsável, etc.

- Boas Práticas Clínicas, da Opas/OMS: o objetivo desse documento é propor guias em boas práticas clínicas, que servem de base para agências regulatórias, pesquisadores, comitês de ética, universidades e empresas;
- Declaração Universal sobre Bioética e Direitos Humanos, da Organização das Nações Unidas para a Educação, a Ciência e a Cultura (Unesco): pautada nos direitos humanos, a declaração propõe uma estrutura universal de princípios e procedimentos para a formulação de legislações, políticas e outros instrumentos. Tem uma abordagem um pouco diferente da legislação anterior, incluindo temas inovadores, como: respeito pela diversidade cultural e do pluralismo, pessoas incapazes de exprimir o seu consentimento, proteção das gerações futuras, proteção do meio ambiente, da biosfera e da biodiversidade, entre outros.
- Lei Federal n. 13.709, de 14 de agosto de 2018 – Lei Geral de Proteção de Dados Pessoais (LGPD): dispõe sobre o tratamento de dados pessoais, inclusive nos meios digitais, por pessoa natural ou por pessoa jurídica de direito público ou privado, com o objetivo de proteger os direitos fundamentais de liberdade e de privacidade e o livre desenvolvimento da personalidade da pessoa natural. Essa nova lei, que foi inspirada no

regulamento europeu *General Data Protection Regulation*, veda o compartilhamento de dados pessoais sensíveis para ganhos de vantagens econômicas. Essa lei impacta o âmbito da pesquisa, uma vez que define regras para o uso de dados, anonimização, entre outros.

Após estudar o arsenal legal necessário para a execução da pesquisa, devem ser aventadas as perguntas e definidos o objetivo e a hipótese da investigação.

DEFININDO O OBJETIVO E A HIPÓTESE

Toda pesquisa tem seu autor principal, e é ele que define o objetivo e elabora a hipótese, bem como se encarrega de delegar, a outras pessoas, possíveis funções. O autor principal pode contar com colaboradores e/ou instituições, além da que ele faz parte, que possam desempenhar também outras funções, auxiliando na realização do trabalho.

Para definir o objetivo da pesquisa, o autor da pesquisa deve responder claramente a pergunta "O que você deseja alcançar com a sua pesquisa?". Uma boa opção para o pesquisador proceder a essa etapa é levantar as respostas para as seguintes perguntas:

- Por que fazer essa pesquisa? Qual sua relevância?
- Para quem fazer a pesquisa?
- Qual é o foco?
- O que esse estudo acrescenta à ciência?
- Por que ele interessaria outras pessoas?

Um recurso que facilita a formulação da questão da pesquisa é a estratégia PICO, um acrônimo para **P**aciente, **I**ntervenção, **C**omparação e **O***utcome* (desfecho), como mostra a Tabela 1.

TABELA 1. **Estratégia PICO para formulação da questão da pesquisa.**

P	Paciente ou população de interesse
I	Intervenção: pode ser preventiva, diagnóstica, terapêutica, prognóstica, etc.
C	Comparação: controle
O	*Outcome*: desfecho ou situação de interesse

Fonte: adaptada de Santos et al., 2017.

A partir da definição de um objetivo adequado, o pesquisador deve estabelecer o tipo de estudo necessário, o delineamento, o grupo a ser estudado, os procedimentos, etc. Portanto, caso o objetivo seja mal definido ou muito vago e impreciso, afetará todas as etapas seguintes, podendo levar a pesquisa ao insucesso.

Quanto à redação, a definição do objetivo inicia com um verbo no infinitivo, que descreve a ação a ser realizada, por exemplo: compreender, avaliar, identificar, comparar, descrever, caracterizar, determinar, aplicar, testar, investigar, analisar, examinar.

Após a determinação do objetivo – problema em questão –, o pesquisador deve pensar na possível resposta ou resultado que irá obter com o estudo, ou seja, elaborar a sua hipótese. Veja um exemplo:

- Objetivo: descrever a prevalência de baixo peso em crianças de 5 a 10 anos de idade com dificuldades alimentares.

- Hipótese: há a hipótese de que a prevalência de baixo peso em crianças de 5 a 10 anos com dificuldades alimentares seja baixa, não ultrapassando os 10%.

O estabelecimento da hipótese é imprescindível, pois, além de deixar mais claro o que se espera com a pesquisa, ela pode auxiliar o pesquisador a buscar a metodologia mais adequada.

REVISÃO E INTERPRETAÇÃO DA LITERATURA

A busca por trabalhos prévios sobre o tema de interesse pode ser realizada com antecedência, mas, no momento de se iniciar o trabalho, é importante fazer um novo levantamento bibliográfico com um olhar mais atento. A revisão da literatura viabiliza todo o embasamento teórico que sustentará o trabalho. Para essa etapa, primeiramente, é necessário saber onde procurar tais trabalhos científicos. Veja, a seguir, algumas bases de dados científicos/ferramentas de pesquisa que podem ser utilizadas:

- Biblioteca Digital Brasileira de Teses e Dissertações (http://bdtd.ibict.br): com acesso livre, esse portal reúne os textos completos das teses e dissertações defendidas nas instituições brasileiras de ensino e pesquisa.
- Biblioteca Virtual em Saúde (http://brasil.bvs.br): integra fontes de informação em saúde, ampliando o acesso à informação científica e técnica para a América Latina e o Caribe. É desenvolvida e operada pelo Centro Latino-americano e do Caribe de Informação em Ciências da Saúde (Bireme) em 3 idiomas (inglês, português e espanhol) e tem tutorial de pesquisa na aba "Como pesquisar?".

- Cochrane Brasil (https://brazil.cochrane.org): com mais de 7.500 revisões sistemáticas publicadas na biblioteca Cochrane, é uma extraordinária fonte de informação sobre intervenções em saúde. Oferece diversos recursos excepcionais, como revisões em destaque, *podcasts*, etc., e de aprendizagem e treinamento.
- Google Acadêmico (https://scholar.google.com.br): é uma ferramenta que permite pesquisar trabalhos acadêmicos e outros materiais.
- Lilacs (https://lilacs.bvsalud.org): disponibiliza produções de instituições que integram o Bireme.
- Portal de Periódicos Capes/MEC (https://www.periodicos.capes.gov.br): permite o acesso a textos e artigos científicos. A Capes oferece treinamentos *on-line* a usuários de graduação e pós-graduação das instituições participantes, sem custo.
- Pubmed (https://www.ncbi.nlm.nih.gov/pubmed/): é um sistema de busca com informações de bases de dados, como o Medline;
- SciELO (https://scielo.org): é uma base de dados de artigos científicos com ênfase nos trabalhos desenvolvidos em países da América Latina e do Caribe.

Para realizar uma busca eficaz, é necessário conhecer alguns recursos básicos de pesquisa, como terminologia, combinação de termos e operadores booleanos.

Para utilizar uma terminologia adequada na busca, emprega-se o uso de vocabulários controlados, que são um conjunto de termos organizados segundo uma metodologia que facilita o acesso à informação. O uso dessa ferramenta permite que o pesquisador obtenha informações com o termo exato que descreve tal conteúdo em documentos científicos. Os vocabulários controlados são o

Medical Subject Heading (Mesh) e o Descritores em Ciências da Saúde (DeCS). O Mesh, desenvolvido pela U.S. National Library of Medicine (NLM), é utilizado em pesquisas no Pubmed. Já o DeCS, criado pela Bireme a partir do Mesh, é usado na pesquisa científica no Lilacs, Medline e outros. Muitas revistas nacionais exigem que as palavras-chave ou descritores escolhidos em um artigo estejam cadastrados no DeCS, pois, assim, a publicação é mais facilmente encontrada.

Os operadores booleanos são verbetes que estabelecem a relação entre dois ou mais elementos em uma busca (Figura 2). São os seguintes:

- *And*: é usado quando se quer combinar os termos da pesquisa, ou seja, o resultado da pesquisa terá todos os termos escolhidos. Exemplo: "dificuldades alimentares *and* crianças" resultará na pesquisa de artigos que possuem os dois termos;
- *Or*: é utilizado para combinar os termos da pesquisa de forma a se obter resultados de pelo menos um dos termos. Exemplo: "amamentação *or* aleitamento materno";
- *Not*: elimina termos da busca. Exemplo: "obesidade *not* excesso de peso" encontra resultados que possuem obesidade, mas não excesso de peso.

Após realizar um processo de busca eficaz, é necessário saber interpretar adequadamente um artigo científico, afinal, para ser um bom autor, é preciso ser, antes, um bom leitor. A pirâmide de evidências da Figura 3 representa os níveis de evidência dos estudos de acordo com o grau de confiança e a qualidade metodológica.

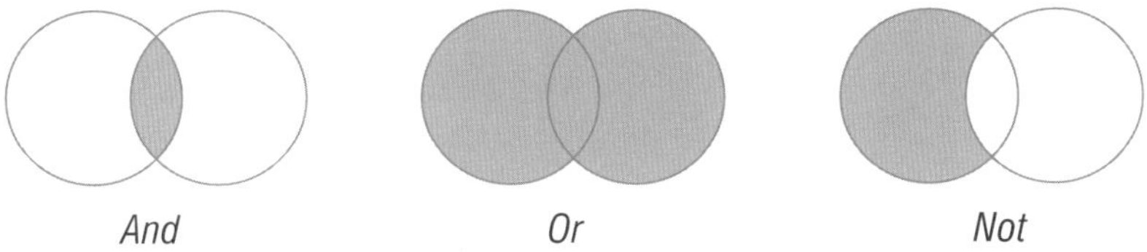

FIGURA 2. **Operadores booleanos.**

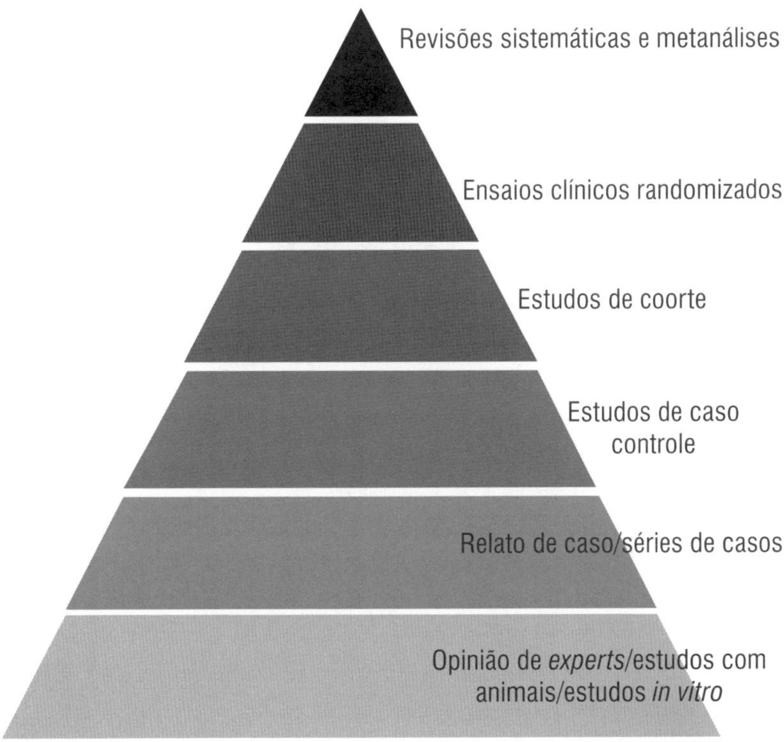

FIGURA 3. **Pirâmide de evidências.**

Fonte: adaptada de Varoni et al., 2015.

Em relação à interpretação do corpo do artigo, devem ser observados alguns principais pontos:

- O título está pertinente em relação ao que foi investigado?
- É possível entender com clareza o objetivo do estudo?
- Os critérios de inclusão/exclusão estão descritos?
- Os métodos utilizados estão bem descritos? Restou alguma dúvida sobre a forma como o estudo foi conduzido?
- Os resultados são apresentados de forma clara e lógica e são justificados pelos dados apresentados?
- Na parte da discussão, constam as limitações do estudo?
- A conclusão responde ao objetivo do trabalho?
- As referências são apropriadas, atuais e relevantes?

Apesar de esses pontos facilitarem a interpretação e a análise crítica de um trabalho, deve-se ter em mente que não há uma lista padronizada de questões que possa ser utilizada em todos os casos, por isso, é necessário analisar com profundidade e senso crítico.

MÉTODOS

A redação dos métodos de um projeto corresponde à descrição, em sequência lógica, dos procedimentos que serão realizados para alcançar o resultado proposto. Ela deve ser elaborada de forma que o leitor consiga entender claramente as etapas do processo, a fim de que seja possível replicar a metodologia, caso haja intenção. Os itens a serem abordados podem variar conforme a natureza de cada estudo, mas devem ser incluídos existem aspectos básicos, como os descritos a seguir.

Delineamento do estudo

Trata-se do esquema do estudo, que pode corresponder a estudo de caso, estudo transversal, estudo caso-controle, estudo de coorte, etc. Por exemplo:

> Estudo de delineamento transversal realizado em um serviço multidisciplinar de apoio a crianças e adolescentes entre 0 e 18 anos, com queixas de dificuldade alimentar (excluindo casos de transtornos alimentares psiquiátricos de acordo com o diagnóstico da DSM - 5). O centro recebe os pacientes por meio de encaminhamento de profissionais da saúde ou por iniciativa dos responsáveis e faz parte de um instituto de pesquisa vinculado a um hospital referência da saúde infantil, em São Paulo, SP, Brasil.
>
> [Maximino P et al. Crianças com dificuldades alimentares apresentam um consumo excessivo de bebidas açucaradas. Arch Health Sci. 2019;26(2):111-115.]

A Tabela 2 apresenta os principais tipos de delineamento de estudo utilizados em pesquisas científicas.

TABELA 2. **Principais tipos de delineamento de estudo utilizados em pesquisas científicas.**

Delineamento	O que é?	Exemplo	Exemplo de referência
Revisão sistemática	Busca sistematizada de artigos científicos com um objetivo em comum para alcançar uma conclusão mais robusta.	Avaliar a adesão de guias alimentares entre indivíduos de países de rendas alta e média-baixa.	Nutrients. 2021;13(3).
Revisão sistemática com metanálise	Quando objetivos bem delineados e metodologias empregadas forem idênticas ou semelhantes, podem ser conduzidas análises estatísticas desses dados para que se chegue a uma conclusão robusta.	Avaliar a efetividade de intervenções, objetivando a melhoria de atividade física em jovens adultos saudáveis (17 a 35 anos) e a efetividade do uso de técnicas de mudança de comportamento.	J Sport Sci. 2021;1-18.
Ensaio clínico/ comunitário randomizado controlado	Experimento em que se compara um grupo (ou mais) com um grupo controle que não recebe a intervenção (podendo receber parcialmente algum módulo da intervenção que os demais grupos receberam, a critério do pesquisador)	Avaliar o impacto dos comportamentos de saúde (dieta, atividade física e sedentarismo) entre meninas adolescentes que participaram do programa "Hábitos saudáveis, meninas saudáveis – Brasil" para a manutenção de peso saudável.	Prev. Med. 2016;88:77-83.
Transversal	Observação do pesquisador em um único momento, a fim de avaliar possível desfecho.	Análise transversal com 117 pré-escolares. Examinar as associações entre a qualidade da dieta de pré-escolares e variáveis sociodemográficas de pais/crianças.	Can J Diet Pract Res. 2021; first view.

(continua)

(continuação)

TABELA 2. **Principais tipos de delineamento de estudo utilizados em pesquisas científicas.**

Delineamento	O que é?	Exemplo	Exemplo de referência
Longitudinal/ coorte	Observação do pesquisador em diferentes momentos, mas sem nenhuma intervenção.	(1) Examinar se os estilos parentais durante a idade pré-escolar (4 a 5 anos) predizem o *status* de peso de crianças de 7 a 9 anos; (2) examinar a direção dos efeitos entre estilos parentais e *status* de peso ao longo do tempo.	Int J Behav Nutr Phys Act. 2021;18(10):30.
Estudo de caso-controle	Observação do pesquisador entre indivíduos com e sem alguma causa. Não tem intervenção.	Avaliar a ingestão dietética e identificar problemas de comportamentos alimentares em crianças do sexo masculino e adolescentes com autismo quando comparadas ao controle pareado.	Int J Dev Neurousci. 2016;53:68-74.
Estudo de caso	Descrição de caso de paciente.	Caso apresenta a experiência alimentar da mãe de um recém-nascido com fenda labial completa unilateral, do nascimento até sua reparação.	J Hum Lact. 2020;00(0):1-6.

População e amostra

Refere-se ao detalhamento das características da amostra que será estudada, critérios de inclusão e critérios de exclusão. Por exemplo:

All patients followed in the service until the end of data collection were invited to participate (n = 148, August, 2014 to November, 2017). Patients less than 24 months of age and 10 years or more were excluded to make the sample more homogeneous in age and to facilitate comparisons with biochemical data, as well as availability of full biochemical analysis of lipogram. Thus, our final sample size was 61 children.

[Bozzini AB et al. Dyslipidemia in children with feeding difficulties – a cross-sectional study in a Brazilian reference center. Rev Chil Nutr 2019;46(1):42-49.]

Coleta de dados

Refere-se à descrição da forma em que os dados serão coletados (por quem, como, onde, etc.). Por exemplo:

Data were collected from the interviews with patients' mothers, as part of the service protocol, which consists of an appointment with a pediatrician, speech therapist, and nutritionist altogether, followed by a multidisciplinary discussion (...). Data were collected at the initial appointment at CENDA, and information was later extracted from records, of which the following variables were selected and grouped according to the type of information (...).

[Machado RHV et al. Maternal feeding practices among children with feeding difficulties – cross-sectional study in a Brazilian reference center. Front Pediatr. 2018;4(5):286.]

Termo de consentimento livre e esclarecido (TCLE) e Termo de assentimento livre e esclarecido (TALE)

É por meio desses documentos que os participantes da pesquisa aceitam a participação e entendem todos os aspectos que envolvem o estudo. Esses documentos devem incluir itens como: justificativa, objetivos, procedimentos a serem realizados, riscos, benefícios e quaisquer outras informações relevantes.

A Resolução n. 466, de 12 de dezembro de 2012, do Ministério da Saúde, discorre a respeito desses documentos:

- II.23 - Termo de Consentimento Livre e Esclarecido (TCLE): documento no qual é explicitado o consentimento livre e esclarecido do participante e/ou de seu responsável legal, de forma escrita, devendo conter todas as informações necessárias, em linguagem clara e objetiva, de fácil entendimento, para o mais completo esclarecimento sobre a pesquisa a qual se propõe participar;
- II.24 - Termo de Assentimento (TALE): documento elaborado em linguagem acessível para os menores ou para os legalmente incapazes, por meio do qual, após os participantes da pesquisa serem devidamente esclarecidos, explicitarão sua anuência em participar da pesquisa, sem prejuízo do consentimento de seus responsáveis legais.

Nos Apêndices A e B deste capítulo, encontram-se exemplificações de TCLE e TALE.

Análise de dados

Refere-se à descrição de todos os métodos descritivos e inferenciais, bem como o *software* utilizado e nível de significância adotado. Por exemplo:

> *Consistency of data was evaluated, and statistical analysis was performed by SPSS v21 software. Descriptive analysis was conducted through frequency of distribution (%), average ffl SD, and quartiles p25%, p75%. Chi-Square, Anova Test (or nonparametric equivalent) and Multinomial logistic regression tests were used to check for associations between FS and FD diagnosis, with a 5% significance level.*
>
> [Ramos et al., 2017]

A análise dos dados requer conhecimentos específicos acerca das características dos testes, pois o uso de um teste inadequado pode invalidar os resultados. Dessa forma, recomenda-se procurar uma consultoria estatística ou realizar cursos e capacitações sobre o tema.

Após a definição dos testes adequados a serem empregados, é necessário escolher o *software* para fazer a análise. O uso dos *softwares* também requer conhecimento específico, além de terem que ser licenciados. São exemplos desse tipo de *software* o STATA 13.0 (StataCorp, College Station, TX, USA) e IBM SPSS Statistics for Windows Version 21.0 (IBM Corp., Armonk, NY, USA).

A análise pode ser qualitativa ou quantitativa, a depender do objetivo proposto pelo pesquisador. Diferentemente das análises quantitativas, as qualitativas não são determinadas pelas hipóteses, pois o investigador quer apresentar conhecimento sobre algum fenômeno (p.ex., as percepções sobre a alimentação e saúde de adolescentes [Barco Leme et al., 2020]), que, a posteriori, servirá para testar possíveis hipóteses.

Em geral, em comparação com a quantitativa, a pesquisa qualitativa envolve um número menor de participantes, e os dados normalmente são coletados por entrevista telefônica individual ou em grupos focais. Os grupos focais são compostos por, no máximo, 6 a 8 participantes e o moderador. Não existe um número certo de participantes em estudos qualitativos, já que este depende da saturação (Faulkner e Trotter, 2017). Por exemplo, quando as respostas dos participantes não variam mais e isso é verificado pelo moderador durante a condução das entrevistas ou grupos focais e confirmado durante a análise dos dados.

Há diversos métodos para analisar os dados de maneira qualitativa, dentre os quais o método mais utilizado é a análise temática (Braun e Clarke, 2006) para verificação de um fenômeno. As entrevistas (ou grupos focais) são analisadas por, pelo menos, dois codificadores independentes, utilizando uma abordagem temática híbrida de análise indutiva e dedutiva, permitindo uma exploração profunda dos dados e dos conceitos teóricos guiados. *A priori*, um manual de códigos deve ser elaborado com base nas perguntas da pesquisa, que serão necessárias para identificar unidades significantes do texto. Códigos emergentes são adicionados durante o processamento de codificação. O esquema de códigos é revisado e, posteriormente, expandido durante a codificação, conforme novos códigos indutivos são atribuídos a segmentos de dados, descrevendo um novo tema. Após a codificação de todas as entrevistas/grupos focais, deve-se identificar os temas e os padrões dos dados e conectá-los em um modelo exploratório, agrupados sob títulos relacionados diretamente às perguntas de pesquisa. Essa fase interpretativa possibilita uma formação abrangente de subtemas para capturar visões multifacetadas, experiências e ideias dos sujeitos de pesquisa. Os codificadores devem trabalhar independentemente e reunir-se com frequência para discutir a codificação e conciliar as diferenças. Geralmente, programas de computador podem ajudar na organização dos dados qualitativos; dentre eles, um dos mais utilizados é o programa NVIVO (Figura 4).

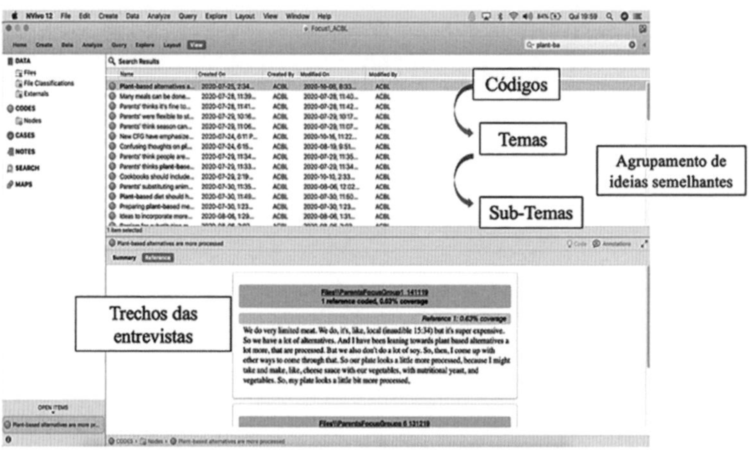

FIGURA 4. **O programa NVIVO auxilia a organização dos códigos para analisar dados qualitativos.**

ORÇAMENTO E INFRAESTRUTURA

De grande relevância, a elaboração do orçamento de um projeto deve ser muito detalhada, de forma que todos os possíveis gastos com a pesquisa sejam levantados, como:

- Gastos com material permanente, como equipamentos, livros, máquina fotográfica, gravador, *softwares*, equipamentos de informática, etc.
- Gastos com material de consumo, como papel sulfite, cartuchos de tinta para impressora, filmes fotográficos, pastas, outros materiais de papelaria, soluções e reagentes, meios de cultura, vidrarias, embalagens, insumos, matéria-prima, etc.
- Outros gastos, como serviços de gráfica, inscrição para congressos, despesas de locomoção e estadia, análise estatística, traduções, taxa de publicação, etc.

Nos Apêndices C e D deste capítulo, encontra-se um modelo de planilha para orçamento detalhado.

Sobre a infraestrutura, o pesquisador responsável precisa avaliar se o serviço em que atua apresenta a infraestrutura necessária para a realização da pesquisa e se o chefe do local autoriza sua execução. Nesse sentido, também é necessário elaborar uma declaração de infraestrutura do local envolvido (Apêndice D) e a anuência do chefe do local.

COMISSÃO NACIONAL DE ÉTICA EM PESQUISA (CONEP) E COMITÊS DE ÉTICA EM PESQUISA (CEP)

A CONEP implementa normas e diretrizes regulamentadoras de pesquisas envolvendo seres humanos, aprovadas pelo Conselho Nacional de Saúde (CNS). Sua função consultiva é deliberativa, normativa e educativa, e atua em associação aos CEP. Os CEP, por sua vez, são estabelecidos nas instituições em que as pesquisas se realizam. A Tabela 3 apresenta as atribuições de ambos.

TABELA 3. **Atribuições da CONEP e dos CEP.**

Conep	CEP
Examinar aspectos éticos de pesquisas envolvendo seres humanos em áreas temáticas especiais, encaminhadas pelos CEP das instituições	Revisar todos os protocolos de pesquisa envolvendo seres humanos
Elaborar normas específicas para essas áreas	Ter responsabilidade primária pelas decisões sobre a ética da pesquisa
Está organizando um sistema de acompanhamento das pesquisas realizadas no país	Ter papel consultivo e educativo, além de receber denúncias e requerer a sua apuração

Para realizar uma pesquisa que envolva seres humanos, independentemente do meio de contato com o participante, é necessário que o projeto seja submetido para aprovação do CEP. O trabalho não pode ser iniciado antes da aprovação final. Existem algumas exceções em que não há necessidade de aprovação por um comitê de ética, como o caso de pesquisas que envolvem apenas dados de acesso público, sem a identificação dos participantes da pesquisa, revisão bibliográfica e metanálises. Caso a instituição proponente não possua CEP, a Conep designará um dos comitês cadastrados para avaliação do projeto.

Para submeter um projeto a um CEP, utiliza-se o portal Plataforma Brasil (http://plataformabrasil.saude.gov.br), que permite que todo o processo seja feito de forma *on-line*, desde a submissão até a aprovação final, incluindo o envio de relatórios parciais e relatórios finais.

A página inicial da Plataforma Brasil, ilustrada na Figura 5, permite acesso a diversas informações importantes, especialmente para quem irá submeter um projeto pela primeira vez.

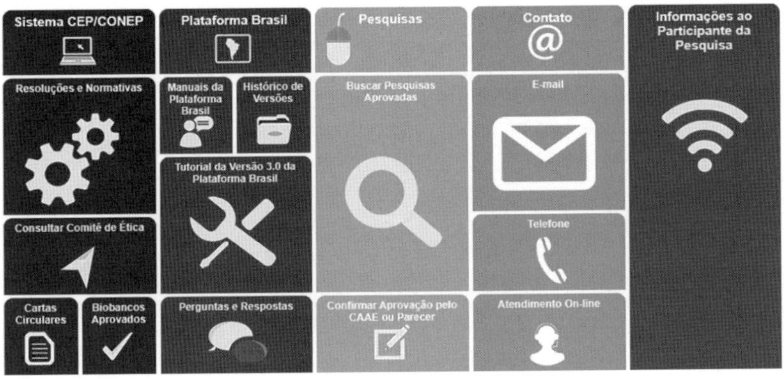

FIGURA 5. **Página inicial da Plataforma Brasil.**

Fonte: Conselho Nacional de Saúde, 2020. Disponível em: <http://plataformabrasil.saude.gov.br>..

COLETA E GERENCIAMENTO DOS DADOS

Após submissão e aprovação do projeto pelo CEP, inicia-se a etapa de coleta e gerenciamento dos dados. Nesse momento, é necessário reunir esforços para garantir que os dados sejam coletados e armazenados com a maior qualidade possível e dentro de um período pré-determinado. Nesse sentido, há três pilares básicos que devem ser considerados: garantia de qualidade, controle de qualidade e gerenciamento dos dados.

Garantia de qualidade (*quality assurance*)

A garantia de qualidade é o emprego de procedimentos que garantem a qualidade antes da coleta de dados. Inclui etapas como: elaboração de instrumentos específicos, manual de operação (MOP) de procedimentos para coleta e processamento de dados (inclusive com soluções para problemas previstos ou não), treinamento de equipe, estudo-piloto para análise da adequação dos procedimentos e instrumentos escolhidos, e desenvolvimento da ficha clínica do projeto (CRF, do termo original em inglês *case report form*).

A CRF, que também recebe os nomes de formulário, instrumento de coleta e questionário (quando a própria pessoa preenche), é um documento impresso ou eletrônico que registra todas as informações sobre cada um dos indivíduos da pesquisa. Recomenda-se o uso de sentenças curtas e perguntas concretas, sem ambiguidade, de preferência que já tenham sido utilizadas em estudos prévios e bem-sucedidos. Deve-se considerar que perguntas abertas são mais difíceis de se analisar posteriormente. A CRF deve apresentar um cabeçalho com informações relevantes, como nome da pesquisa, data de preenchimento e versão do formulário. Deve-se pensar em uma sequência lógica e uma estrutura que facilite a digitação posteriormente. Em suma, a CRF é um instrumento de extrema importância para manter a qualidade dos dados e evitar a omissão de informações significativas para a pesquisa.

Também é fundamental compreender a natureza das variáveis e escolher a forma mais adequada para a análise. As variáveis podem ser nominais, categóricas, ordinais ou numéricas. Exemplificando, a idade da mãe pode ser coletada de forma já categorizada (p.ex.: 15 a 25 anos; 26 a 35 anos; mais de 35 anos), assim como pode ser coletada de forma numérica contínua (p.ex., 32 anos). A segunda forma do exemplo pode ser transformada na primeira forma, categorizada. Entretanto, não é possível ter a informação mais precisa a partir da primeira possibilidade de coleta.

São esses tipos de consideração que devem ser feitos para que a análise posterior seja efetiva e adequada à proposta da pesquisa.

Controle de qualidade (*quality control*)

O controle de qualidade consiste no monitoramento e na manutenção da qualidade dos dados durante a condução da investigação. Algumas estratégias são:

- supervisão das atividades;
- comparação do desempenho de diferentes entrevistadores, se for o caso;
- garantir a rastreabilidade das informações, ou seja, ter acesso à fonte primária da informação;
- preenchimento correto do TCLE;
- conferência de valores extremos;
- registro de erros e alterações.

É importante se atentar nos dados faltantes, incorretos ou inconsistentes.

Gerenciamento dos dados (*data management*)

O gerenciamento dos dados trata-se do manejo e do processamento dos dados. Nessa etapa, o uso de um *software* específico para gerenciamento é indicado, como: REDCap (Research Electronic Data Capture), EpiInfo (Centers for Disease Control and Prevention, EUA), CSPro (United States Census Bureau, EUA), dentre outros.

De modo geral, esses programas permitem um gerenciamento de dados mais seguro, com menor risco de erros, além de terem funcionalidades mais robustas. Além disso, recomenda-se digitação dupla por indivíduos diferentes, com posterior análise das diferenças e erros, com continuidade da conferência de valores extremos.

ESTRUTURA DE UM ARTIGO CIENTÍFICO

Após finalizado todo o tratamento dos dados, sempre com a premissa da hipótese como tema central da pesquisa, os resultados podem ser publicados em diferentes formatos (p.ex., monografia, tese, livro ou artigo científico), dependendo da atuação profissional do pesquisador e de seu objetivo.

Dentre os diferentes formatos, o artigo científico é o único que precisa ser aprovado antes de ser publicado, passando por um corpo de editores da revista ao qual será submetido. Essa etapa e a consequente publicação em uma revista científica agrega valor ao trabalho e protege a propriedade intelectual do autor, que será referenciado pela comunidade científica em outros trabalhos. Além disso, o artigo científico publicado com o resultado de sua pesquisa é interessante pelos seguintes fatores:

- possibilita que sua pesquisa seja disponibilizada e, consequentemente, compartilhada na internet, ajudando outros profissionais que buscam informações sobre o tema;
- pode ser publicado em inglês ou espanhol, facilitando a disseminação da informação em âmbito global;
- é facilmente encontrado em banco de dados de buscas com as palavras-chaves.

Dessa forma, a publicação é uma das etapas mais importantes do trabalho de um pesquisador.

Para a redação do texto, devem ser considerados os seguintes aspectos:

- clareza e precisão: expressar as ideias com nitidez, de forma que não gere dúvidas quanto à interpretação;
- formalidade: é necessário escrever com certo grau de formalidade, atentando-se às regras de gramática e pontuação;
- coerência lógica: respeitar uma ordem lógica das ideias, como se estivesse narrando uma história;
- objetividade: evitar a prolixidade;
- linguagem impessoal: usar terceira pessoa do singular e voz passiva.

A estrutura de artigos de pesquisa regulares compreende as seguintes seções:

- título;
- lista de autores e filiações;
- resumo/*abstract*;
- introdução (com os objetivos inseridos no último parágrafo);
- metodologia;
- resultados;
- discussão;
- conclusão;
- referências bibliográficas.

Conforme apresentado na Figura 6, o artigo inicia-se de forma generalizada, segue para um contexto mais específico e, ao fim, retorna para uma conjuntura geral na conclusão.

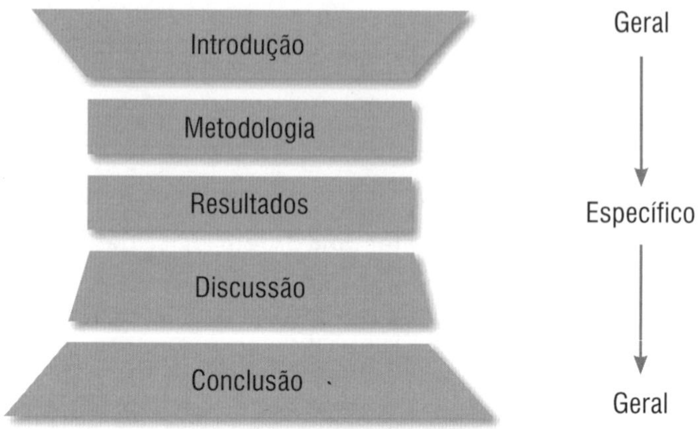

FIGURA 6. **Organização geral de um artigo científico.**

Fonte: adaptada de Hill et al., 1982.

Título

O título de um artigo deve descrever o conteúdo do trabalho e atrair a atenção dos leitores. Recomenda-se o uso de palavras específicas relacionadas ao tema, como os descritores em saúde, e a ênfase no principal resultado, sempre que possível. Um outro formato de título que tem sido muito utilizado é o de pergunta. Por exemplo:

- "Como acompanhar a criança com dificuldade alimentar em escopo multidisciplinar? Protocolo de atendimento multiprofissional na infância e adolescência – estudo-piloto." [Maximino P et al. J Hum Growth Dev. 2016;26(3):331-340]

- "Fazer refeições em família tem efeito protetor para a obesidade e bons hábitos alimentares na juventude? Revisão de 2000 a 2016." [Tosatti AM et al. Rev Bras Saúde Matern Infant. 2017;17(3):435-445]
- "O pediatra deve investigar sintomas de transtornos obsessivos compulsivos em crianças com dificuldades alimentares?" [Bozzini AB et al. Rev Paul Pediatr. 2019; 37(1):104-109]
- "Feeding difficulties are not associated with higher rates of iron deficiency anemia in Brazilian children and adolescents – cross-sectional study." [Soares JS et al. Nutrire. 2017;42(1)]
- "Children with feeding difficulties tend to high protein and milk-based supplements' intake – how to break this cycle?" [Maximino P et al. Demetra (RJ). 2019;14:e37449]
- "Crianças com dificuldades alimentares apresentam um consumo excessivo de bebidas açucaradas." [Maximino P et al. Arch Health Sci. 2019;26(2):111-115]

Autoria do artigo

A lista de autores, de modo geral, é composta por pessoas que planejaram, executaram ou escreveram alguma parte da pesquisa. A ordem em que os nomes são inseridos é importante, sendo o primeiro autor aquele que mais contribuiu para a realização do trabalho; o segundo, aquele que contribuiu mais que o terceiro e menos que o primeiro; o terceiro, o que contribuiu mais que o quarto, mas menos que o segundo; e assim por diante. O último autor possui uma importância maior que os anteriores, pois, geralmente, é o orientador do trabalho ou supervisor da pesquisa. Em síntese, pode-se dividir a contribuição dos autores com base nos seguintes três pilares:

- concepção, delineamento ou análise e interpretação dos dados;
- redação do manuscrito ou revisão crítica do conteúdo;
- aprovação da versão final do manuscrito.

A filiação dos autores, ou seja, as instituições a que são vinculados, pode seguir a seguinte estrutura: departamento, instituição, cidade, país. Além disso, na submissão à revista, também é necessário escolher um nome como autor correspondente, isto é, aquele que responderá pelo manuscrito de forma global e fará o contato com a revista.

Resumo

Após a lista de autores, o próximo item de um artigo é o resumo do trabalho, que segue a estrutura do artigo, com exceção da discussão – ou seja, introdução, metodologia, resultados e conclusão. Deve ser elaborado de forma breve e informativa, apresentando as informações, mas não as justificando. A maioria das revistas define, dentre outras formatações, um tamanho padrão para o resumo, com número máximo de caracteres, e solicita também o *abstract*, que é o resumo traduzido para a língua inglesa. Abaixo do resumo e do *abstract*, geralmente se colocam as palavras-chaves e as *keywords*, em português e em inglês, respectivamente.

Introdução

A introdução deve apresentar o problema que será investigado, destacando a importância do tema. Inicia-se com uma contextualização mais geral, seguindo para alguns achados prévios e finalizando com o objetivo do trabalho. Por exemplo, um estudo que investigará a prevalência de excesso de peso em uma amostra pediátrica brasileira pode iniciar a introdução com a definição de excesso de peso, seguir com dados mundiais de prevalência, dados nacionais, justificar por que é importante estudar esse tema e finalizar com o objetivo do trabalho.

Metodologia

A metodologia de um artigo deve seguir os mesmos itens que foram abordados anteriormente sobre a redação do projeto de pesquisa. É necessário inserir o número do Certificado de Apresentação de Apreciação Ética (CAAE), gerado após aprovação do trabalho pelo CEP.

Resultados

É na seção dos resultados que são inseridas as evidências do estudo na forma de texto, acompanhado de tabelas ou figuras. Recomenda-se que as informações do texto não repitam o que está descrito nas tabelas e figuras; estas, por sua vez, devem ser indicadas no corpo do texto. Além disso, o texto deve ser elaborado de forma clara e lógica. Por exemplo:

> A análise da correlação entre idade e volume da ingestão de bebidas foi fraca ou muito fraca em todos os casos. Já as correlações entre índice de massa corporal por idade em z-escore (IMC) e a ingestão de bebidas foi muito fraca em todas as bebidas (Tabela 2).
>
> [Maximino P et al. Crianças com dificuldades alimentares apresentam um consumo excessivo de bebidas açucaradas. Arch Health Sci. 2019;26(2):111-115.]

Discussão

A discussão abrange comparações com outros estudos, comentários e posição dos autores sobre o assunto, bem como as limitações e as potencialidades ou pontos fortes da pesquisa. Assim como os resultados, deve seguir uma estrutura lógica, iniciando com os achados mais significativos do trabalho.

As limitações devem ser adequadamente apontadas, a fim de indicar que a conclusão foi devidamente sustentada. Os pontos positivos da investigação, as medidas tomadas para minimizar as limitações, etc. devem ser salientados no texto, a fim de aumentar a credibilidade do trabalho. Por exemplo:

> O estudo apresenta limitações, como a falta de grupo controle e a análise de consumo apenas de leite, classificado como "refeição láctea", e não inclusão de outros conteúdos lácteos suplementares à dieta. Entretanto, os achados incrementaram a escassa literatura a respeito do tema, além de reforçar a importância da avaliação dos padrões alimentares da criança e da interrupção da suplementação nutricional desnecessária, muitas vezes oferecida aos familiares

por profissionais e mídia como agente tranquilizador, mas que tende a perpetuar a dificuldade alimentar.

[Maximino P et al. Como acompanhar a criança com dificuldade alimentar em escopo multidisciplinar? Protocolo de atendimento multiprofissional na infância e adolescência - estudo piloto. J Hum Growth Dev. 2016;26(3):331-340.]

Em algumas revistas, os resultados e a discussão são redigidos em uma mesma seção.

Conclusão

A conclusão deve responder ao objetivo do trabalho de acordo com os resultados encontrados, com cuidado para não se esquivar dos resultados ou das justificativas. Alguns autores optam por finalizar essa seção indicando aspectos potenciais para serem incluídos em futuros estudos. Um exemplo:

> As crianças avaliadas apresentaram ingestão proteica acima da recomendação. Aquelas que receberam suplementação nutricional associada ao leite apresentaram menor consumo de proteína por outras fontes alimentares. O comportamento indulgente materno associou-se ao maior consumo de leite (e, consequentemente, de proteínas). A idade de ocorrência dos problemas alimentares foi considerada o maior fator de risco para a ingestão excessiva de leite. O estudo aponta a importância da orientação adequada quanto ao uso desnecessário de suplementos nutricionais, substituição das refeições por leite e comportamentos responsivos, para evitar a sobrecarga proteica na dieta infantil.

[Maximino P et al. Como acompanhar a criança com dificuldade alimentar em escopo multidisciplinar? Protocolo de atendimento multiprofissional na infância e adolescência – estudo piloto. J Hum Growth Dev. 2016;26(3):331-340.]

Referências

É uma lista ordenada de todos os documentos citados no artigo científico. A maioria das revistas solicita que sejam elaboradas de acordo com as normas do estilo Vancouver; outras, nacionais, utilizam as normas da Associação Brasileira de Normas Técnicas (ABNT).

O uso de *softwares* de gerenciamento de referências bibliográficas é indicado, pois demanda menos tempo do que quando feitas à mão. São exemplos de *softwares* que podem ser utilizados para tal finalidade: Mendeley®, EndNote®, Zotero® e gerador de referências nativo do Microsoft® Word®.

Algumas revistas possuem limitações quando ao número de referências no artigo, bem como em relação aos artigos cuja publicação ultrapassa cinco anos, portanto, é interessante manter a literatura citada atualizada.

Como e onde publicar

Muitos fatores envolvem a escolha de uma revista ou periódico adequado para a submissão de um artigo, como:

- indexação e escopo da revista;
- periodicidade de publicação;
- formatação;
- qualidade e relevância da revista;
- taxa de publicação.

Uma boa ferramenta para auxiliar na busca inicial de periódicos de acordo com a qualidade é o Qualis Periódicos, sistema que classifica a produção científica dos programas de pós-graduação no que se refere aos artigos publicados em periódicos científicos. O Qualis (Tabela 4) é um critério avaliativo utilizado pelo Ministério da Educação e Cultura (MEC) e pela Capes que cataloga as revistas científicas de acordo com o nível de excelência de cada uma. A classificação vai de A1 a C, sendo A1 uma revista de maior qualidade e reputação e C, de menor.

No que diz respeito ao fator de impacto (*impact factor*) das revistas, o portal Web of Science calcula essa métrica e avalia as revistas de acordo com as citações recebidas. Dessa forma, quanto maior o fator de impacto de uma revista, mais citações ela possui e, portanto, mais visibilidade.

TABELA 4. **Classificação do Qualis.**

Revista científica	Nível de excelência
Tipo A1 e A2	Internacional
Tipo B1 e B2	Nacional
Tipo B3, B4, B5 e C	Baixa relevância

Os indexadores da revista são elementos essenciais, uma vez que as bases de indexação disponibilizam informações acerca dos artigos publicados, o que proporciona maior visibilidade ao artigo.

Após a escolha da revista, inicia-se o processo de submissão. Para evitar que o manuscrito seja rejeitado de imediato por falta de conformidade com os padrões, é necessário ler cuidadosamente as normas e as orientações para os autores, inclusive para verificar a exigência de envio de alguns documentos. A maioria das revistas solicita que qualquer identificação dos autores seja retirada do corpo do texto para garantir a idoneidade do sistema de revisão duplo-cego, em que os autores e avaliadores permanecem anônimos.

Durante o processo de submissão, geralmente há espaços designados para agradecimentos e para a declaração de conflitos de interesse. De modo geral, o agradecimento deve sinalizar pessoas e/ou instituições que tiveram alguma relação com a pesquisa. Por exemplo:

> Ao Instituto Pensi, do Sabará Hospital Infantil - Fundação José Luiz Egydio Setúbal, pelo apoio ao Centro de Dificuldades alimentares.

Já a declaração de conflitos de interesse é essencial no processo de transparência científica e possibilita que o leitor avalie aspectos que poderiam influenciar o estudo e as motivações dos autores. É importante considerar que a declaração de um conflito de interesse não significa incredibilidade do estudo.

ENVIO DE RESUMOS PARA CONGRESSOS

A submissão de resumos de trabalhos científicos para congressos faz parte da divulgação do trabalho e, em geral, é feita antes da publicação do artigo. Os resumos devem apresentar os resultados mais gerais do estudo ou os resultados prévios da pesquisa. As normas para a elaboração dos resumos são diferentes para cada evento, mas, normalmente, seguem a estrutura do resumo para revistas. O trabalho, então, pode ser escolhido para apresentação oral ou pôster. Independentemente da forma de apresentação, o trabalho deve ser exposto de forma breve, cativante, clara e com pouco texto.

Muitos congressos aceitam a submissão de trabalhos para concorrerem a prêmios, o que se configura em uma ótima possibilidade de reconhecimento do estudo e aumento da visibilidade do trabalho do pesquisador, bem como de arrecadação de subsídios para a continuidade da pesquisa.

CENTROS DE PESQUISA

Os centros de pesquisa possuem fundamental importância, já que desenvolvem pesquisas em diversos âmbitos, como diagnóstico e tratamento de doenças, produzindo, então, novos conhecimentos.

O Centro de Pesquisa do Instituto Pensi desenvolve pesquisas clínicas, observacionais e epidemiológicas mediante incentivos ao seu corpo clínico interno e parcerias com outras instituições de pesquisa. O objetivo do centro é expandir o conhecimento em pediatria e incentivar estudos que melhorem a eficácia e a segurança da assistência global à saúde da população pediátrica. Para a condução das pesquisas, conta com uma equipe fixa, de dedicação exclusiva, e com a equipe clínica de especialistas do Sabará Hospital Infantil.

COMITÊ CIENTÍFICO DO INSTITUTO PENSI

Os comitês científicos possuem um papel consultivo em relação às atividades de pesquisa. Nesse sentido, são compostos por profissionais da instituição a que pertencem, que avaliam e acompanham todos os projetos de pesquisa.

A EXPERIÊNCIA NA PRODUÇÃO CIENTÍFICA DO CENDA

A seguir, são reproduzidos alguns artigos científicos desenvolvidos e publicados pelo CENDA do Instituto Pensi.

O papel do fonoaudiólogo no diagnóstico e tratamento multiprofissional da criança com dificuldade alimentar: uma nova visão.

Autores: Patrícia Junqueira, Priscila Maximino, Cláudia de Cassia Ramos, Rachel Helena Vieira Machado, Izaura Assumpção, Mauro Fisberg.

Publicado na Revista CEFAC em 2015.

Objetivos	O objetivo deste relato de caso foi apresentar a atuação fonoaudiológica no diagnóstico e tratamento multiprofissional da criança com dificuldade alimentar, segundo o Programa de Refeição Compartilhada.
Apresentação do caso	A paciente, de dois anos e seis meses, apresentou dificuldades alimentares caracterizadas por recusa alimentar, tempo prolongado das refeições, defesa sensório-oral, reflexo de vômito anteriorizado e dificuldade mastigatória. Não se alimentava sozinha nem participava das refeições em família. Apresentava refluxo gastroesofágico, alergia à proteína do leite de vaca e tosse seguida por vômito. Não apresentou comprometimento pôndero-estatural. Foi utilizado o Programa de Refeição Compartilhada.
Resultados	Após acompanhamento médico, a conduta de trabalho foi definida e iniciada pelo trabalho sensório-oral, seguido do trabalho com a mastigação, associados ao trabalho de orientação familiar. A paciente passou a realizar as refeições com a família e a participar das rotinas sociais de alimentação. O tempo de refeição foi reduzido e a recusa alimentar, eliminada. Os aspectos sensório-motores orais melhoraram significativamente. Após a alta e reavaliação em três meses, apresentou melhora no refluxo gastroesofágico, e a medicação foi suprimida. A nutricionista iniciou a introdução de derivados do leite, com boa aceitação por parte da paciente.
Conclusão	O programa utilizado mostrou-se eficaz para o diagnóstico e tratamento da dificuldade alimentar apresentada pela paciente. A equipe multidisciplinar foi capaz de ter uma visão ampliada da dificuldade alimentar apresentada pela paciente, compreendendo as questões motoras, orais, orgânicas e nutricionais da alimentação da criança inseridas no seu contexto familiar.

Como acompanhar a criança com dificuldade alimentar em escopo multidisciplinar? Protocolo de atendimento multiprofissional na infância e adolescência – estudo-piloto.

Autores: Priscila Maximino, Rachel Helena Vieira Machado, Patrícia Junqueira, Maici Ciari, Abykeila Melisse Tosatti, Cláudia de Cássia Ramos, Mauro Fisberg.

Publicado no Journal of Human Growth and Development em 2016.

Objetivos	Apresentar os resultados da implantação do serviço de referência em atendimento multidisciplinar exclusivo para dificuldades alimentares na infância e adolescência.
Metodologia	Protocolo idealizado para a assistência ambulatorial de pacientes entre zero e 19 anos com queixas de dificuldades alimentares, sem diagnósticos psiquiátricos e com consentimento dos pais por escrito. O protocolo consiste no atendimento de pediatra, fonoaudiólogo e nutricionista na mesma consulta, com observação dos atendimentos e discussão multiprofissional posterior. Os diagnósticos foram categorizados segundo Kerzner et al. (2015), e os estilos parentais, segundo Hughes (2005). A análise estatística foi realizada via SPSS v21, através de frequência de distribuição (%), média $\pm$ desvio padrão, teste Qui-quadrado e ANOVA. Foi considerado nível de significância em 5%.
Resultados	Obteve-se amostra final de 56 crianças, 67,9% do sexo masculino, 75% menores de 5 anos. O diagnóstico mais frequente foi o de seletividade alimentar (30%). Em 30% dos casos, houve associação com alterações orgânicas. O aparecimento da queixa ocorreu, em média, aos 18 meses. Foram detectadas alterações fonoaudiológicas na fala (29%) e motricidade oral (32%). A avaliação antropométrica revelou média de eutrofia, e a dietética identificou ingestão de proteínas lácteas acima das recomendações (18 g/dia).
Conclusão	Os resultados justificam a necessidade da equipe multiprofissional no acompanhamento da dificuldade alimentar na infância e adolescência e evidenciam a importância da continuidade do tema em pesquisas longitudinais em âmbito nacional.

Delayed development of feeding skills in children with feeding difficulties. Cross-sectional study in a Brazilian reference center.

Autores: Cláudia de Cássia Ramos, Priscila Maximino, Rachel Helena Vieira Machado, Ana Beatriz Bozzini, Letícia Ribeiro, Mauro Fisberg.

Publicado na revista Frontiers in Pediatrics em 2017.

Objetivos	Avaliar cinco habilidades de alimentação em crianças brasileiras com dificuldades alimentares.
Metodologia	Estudo transversal com 70 crianças menores de 10 anos. Os dados foram obtidos em prontuários, e as habilidades foram categorizadas de acordo com os padrões de idade.
Resultados	Não houve diferença nas habilidades de alimentação ($p > 0,05$) ou no número de inadequação nas habilidades ($p = 0,84$), de acordo com o diagnóstico de dificuldade alimentar. A maioria das crianças (94%) apresentou pelo menos um atraso no desenvolvimento de habilidade de alimentação; 1/3 apresentou atrasos em mais da metade das habilidades. Queixas alimentares apareceram pela primeira vez aos 10,9 ± 11,4 meses, e a seletividade alimentar foi a queixa mais prevalente (37,1%). A maioria das crianças foi alimentada em ambiente inadequado (55,2%), sem a companhia de adultos (78%). A transição para alimentos sólidos ocorreu aos 16 ± 5,6 meses. A idade na transição de textura, tanto de amamentação à alimentação complementar ($p = 0,95$) como da alimentação complementar aos alimentos sólidos ($p = 0,43$), não variou conforme o diagnóstico de dificuldade alimentar.
Conclusão	O desenvolvimento ou número de inadequações de habilidades de alimentação não variaram de acordo com o diagnóstico de dificuldade alimentar. A identificação dessas inadequações poderia ajudar na discussão de tratamento multiprofissional de pacientes com dificuldade alimentar.

Fazer refeições em família tem efeito protetor para a obesidade e bons hábitos alimentares na juventude? Revisão de 2000 a 2016.

Autores: Abykeyla Mellisse Tosatti, Letícia Ribeiro, Rachel Helena Vieira Machado, Priscila Maximino, Ana Beatriz Bozzini, Cláudia de Cássia Ramos, Mauro Fisberg.

Publicado na Revista Brasileira de Saúde Materno Infantil em 2017.

Objetivos	Revisar a prevalência da prática de refeições em família e seu impacto no IMC e no comportamento alimentar durante a infância e adolescência.
Metodologia	Revisão nas bases Bireme, Lilacs, Scielo, Cochrane e Pubmed entre 2000 a 2016, com descritores "refeição em família", "comportamento", "alimentação ou dieta ou ingestão alimentar" e "criança/adolescentes"; realizada por dois examinadores independentes e seguindo etapas sistemáticas, em inglês e português. Foram selecionados trabalhos que apresentassem a prevalência e/ou discussão de relações entre variáveis nutricionais. Foram encontrados 2.319 artigos, dos quais 15 foram selecionados, todos na língua inglesa: revisões sistemáticas (n = 2), estudos transversais (n = 8), estudos longitudinais (n = 8); todos com crianças (n = 5), adolescentes (n = 6) e ambos (n = 5).
Resultados	A média de compartilhamento de refeições foi de 1x/dia, com prevalência de 27 a 81%. A maioria dos estudos (n = 13) descreveu impacto benéfico sobre o IMC, maior consumo de FLV, proteínas e fontes de cálcio, menor consumo de doces e bebida adoçadas, união familiar e autorregulação do apetite.
Conclusão	A realização das refeições em família diariamente exerce efeito benéfico sobre o estado nutricional e o comportamento alimentar de crianças e adolescentes.

Feeding difficulties are not associated with higher rates of iron deficiency anemia in Brazilian children and adolescents – cross-sectional study.

Autores: Jéssica Soares, Priscilla Maximino, Rachel Helena Vieira Machado, Ana Beatriz Bozzini, Abykeyla Mellisse Tosatti, Cláudia de Cássia Ramos, Mauro Fisberg.

Publicado na Nutrire em 2017.

Objetivos	Descrever a prevalência de depleção de ferro e anemia por deficiência de ferro em crianças com dificuldades alimentares e buscar associações com o diagnóstico e seus marcadores.
Metodologia	Estudo transversal com 68 pacientes (amostra por conveniência). Os seguintes dados foram avaliados por meio de prontuários: idade (meses), sexo, duração exclusiva da amamentação (meses), peso ao nascer (kg), suplementação de ferro, hemoglobina (Hb), ferritina e proteína C-reativa, repertório de alimentos consumidos e diagnóstico de dificuldade alimentar. Os dados foram classificados de acordo com as referências para idade e foram analisados usando testes de correlação, teste t de Student, ANOVA e teste do Qui-quadrado ou não paramétrico equivalente. Foi considerado nível de significância de 5%.
Resultados	Depleção de ferro e anemia foram identificadas em 10,1 e 6% das crianças, respectivamente. Seletividade alimentar foi diagnosticada em 35,3%. O repertório alimentar consistiu em média de 21 alimentos, com correlação nula com Hb e ferritina. O consumo médio de leite fortificado foi de 517 mL/dia, com correlação nula com a Hb. Não houve efeito do diagnóstico de dificuldade alimentar na Hb ($p = 0,18$) ou ferritina ($p = 0,52$). O mesmo foi verificado nas crianças sem suplementação, para Hb ($p = 0,54$) e ferritina ($p = 0,08$).
Conclusão	Não há evidências de associação entre diagnóstico de dificuldade alimentar ou repertório de alimentos para anemia ou depleção de ferro, o que poderia ser um fator tranquilizador para os cuidadores. Reprodução em larga escala é sugerida para futuras pesquisas, bem como a inclusão de variáveis de consumo alimentar.

O pediatra deve investigar sintomas de transtornos obsessivos compulsivos em crianças com dificuldades alimentares?

Autores: Ana Beatriz Bozzini, Gabriela Malzyner, Priscila Maximino, Rachel Helena Vieira Machado, Cláudia de Cássia Ramos, Letícia Ribeiro, Mauro Fisberg.

Publicado na Revista Paulista de Pediatria em 2018.

Objetivos	Revisar evidências atuais da relação entre transtorno obsessivo compulsivo e dificuldades alimentares.
Metodologia	Revisão das bases Science Direct e PubMed, no período entre 2007 e 2017, em inglês, português e espanhol, com os termos em associação "transtorno obsessivo compulsivo" e "*picky eating*/ dificuldade alimentar". Foram selecionados apenas estudos de coorte, caso-controle ou transversal, realizados em qualquer país, com crianças, adolescentes e/ou adultos e de qualquer tamanho amostral. Foram excluídos os artigos de opinião.
Resultados	Cerca de 245 artigos foram selecionados e apenas 4 foram incluídos no estudo, segundo critérios de seleção. Os trabalhos descrevem essencialmente que há diferença no comportamento seletivo entre os sujeitos com e sem transtorno obsessivo compulsivo, com tendência para exacerbação de sintomas como nojo, ansiedade e escore de inflexibilidade de comportamento alimentar nos pacientes com esse transtorno.
Conclusão	Existem sintomas compartilhados entre transtorno obsessivo compulsivo e dificuldade alimentar. O estudo alerta os profissionais que acompanham pacientes com dificuldades alimentares para a importância da investigação de possíveis comorbidades psiquiátricas.

Clinical use of a food inventory to identify maternal underreport on children's food intake: experience of a reference center in Brazil.

Autores: Letícia Ribeiro, Raquel Ricci, Priscila Maximino, Rachel Helena Vieira Machado, Ana Beatriz Bozzini, Cláudia de Cássia Ramos, Gabriela Malzyner, Mauro Fisberg.

Publicado na Revista Nutrición Clínica y Dietética Hospitalaria em 2018.

Objetivos	Comparar a percepção materna da variedade de alimentos consumidos por crianças com dificuldades alimentares com a avaliação realizada por nutricionista, usando um inventário de alimentos em associação com métodos tradicionais.
Metodologia	Estudo transversal com 119 pares de mãe-filho, com queixas de dificuldades alimentares e atendidos em ambulatório em São Paulo, Brasil. Foram coletados dados demográficos, estilo parental materno, responsabilidade sobre a alimentação da criança, percepção da diversidade de alimentação da criança (expressa em números, extraída de inventário de alimentos autopreenchido), presença de doença orgânica, tipo de dificuldade alimentar, IMC escore-z e repertório real de alimentos consumidos (expresso em números, avaliado pelo nutricionista depois da análise do inventário de alimentos). O inventário forneceu informações sobre alimentos que a criança aceita sem rejeição, costumava aceitar, mas agora rejeita, e rejeita completamente. Utilizou-se correlação de Spearman e coeficiente de variação de Lynn, ANOVA e teste t-Student, com nível de significância de 5%.
Resultados	A diversidade geral de alimentos variou de 16 (p25%) a 30 (p75%) tipos de alimentos. A percepção materna variou de 4,3 a 14,5 (p25-75). Cerca de 23,7% das crianças foram consideradas altamente seletivas (menos de 15 tipos de alimentos) ($p = 0{,}000$). A percepção materna subestimou a avaliação do nutricionista em 2,2 vezes, com baixa reprodutibilidade entre as duas variáveis ($r = 0{,}14$). Tanto a percepção materna como a avaliação profissional não variaram de acordo com idade, comorbidades orgânicas, gênero, paridade materna, estilo parental ou responsabilidade sobre as rotinas de alimentação ($p > 0{,}49$).
Conclusão	Houve subestimação materna em relação à quantidade de alimentos aceitos por crianças com dificuldades alimentares. Os dados reforçam a necessidade de orientação familiar sobre as expectativas quanto às práticas de alimentação e preferências de seus filhos.

Maternal feeding practices among children with feeding difficulties – Cross-sectional study in a Brazilian reference center.

Autores: Rachel Helena Vieira Machado, Abykeyla Mellisse Tosatti, Gabriela Malzyner, Priscilla Maximino, Cláudia de Cássia Ramos, Ana Beatriz Bozzini, Letícia Ribeiro, Mauro Fisberg.

Publicado na revista Frontiers in Pediatrics em 2018.

Objetivos	Identificar as práticas mais comuns de alimentação responsiva e não responsiva em mães de crianças com queixas alimentares, bem como buscar associações entre práticas e perfil dos cuidadores.
Metodologia	Estudo transversal com 77 crianças menores de 18 anos, com queixas de dificuldades alimentares. Os dados coletados durante entrevistas com as mães foram: idade da criança, sexo, duração do aleitamento materno exclusivo, presença de doença orgânica, uso de mamadeira, práticas de autoalimentação e postura nas refeições, uso de utensílio de alimentação apropriado, informações básicas sobre as mães (paridade e escolaridade), estilo de alimentação da cuidadora, presença de alimentação coercitiva, frequência e características das refeições em família. A análise estatística considerou o nível de significância de 5%.
Resultados	O perfil não responsivo predominou entre as mães (76,2%, com prevalência de 39,7% do estilo autoritário). O perfil responsivo foi caracterizado pela ausência de alimentação coercitiva, estímulo às práticas de autoalimentação, uso de utensílio de alimentação e ambiente adequados para as refeições, e interação nas refeições. O perfil não responsivo consistiu em ambiente e postura nas refeições inadequados, uso de distração e alimentação coercitiva, falta de refeições compartilhadas e desrespeito aos sinais de fome da criança. O hábito de compartilhar refeições com as crianças estava associado aos diversos perfis das mães e foi considerado fator de proteção contra o perfil não responsivo (OR 0,23; IC95% 0,06-0,88). Mães autoritárias ($p = 0{,}000$) e indulgentes ($p = 0{,}007$) amamentaram exclusivamente por mais tempo do que as negligentes. Houve um nível mais alto de interação com crianças no estilo parental responsivo (OR 0,056; $p = 0{,}01$) em comparação com outros estilos de alimentação.
Conclusão	Os resultados destacam a necessidade de intervenções educacionais focadas nos comportamentos dos cuidadores.

Children with feeding difficulties tend to high protein and milkbased supplements' intake – how to break this cycle?

Autores: Priscila Maximino, Rachel Helena Vieira Machado, Raquel Ricci, Cláudia de Cássia Ramos, Maria Julia Russo de Carvalho, Mauro Fisberg.

Publicado na DEMETRA em 2019.

Objetivos	Identificar o perfil de consumo de leite e proteínas em crianças com dificuldades alimentares, comparar a ingestão com as recomendações para idade e buscar associação com padrões das dificuldades alimentares.
Metodologia	Estudo transversal retrospectivo com 119 crianças entre seis meses e 14 anos (poder amostral > 90%). Foram coletados os seguintes dados de prontuários: idade, sexo, tipo de dificuldades alimentares, dosagens de hemoglobina e ferritina, IMC, padrão de seletividade alimentar, ingestão de macronutrientes e padrões da ingestão de leite (exceto leite materno), queixa alimentar, estilo parental materno, práticas coercivas e hábitos de autoalimentação. Utilizaram-se testes t-Student, Anova, GLM e correlação de Spearman, nível de significância menor que 5% e IC95%.
Resultados	Houve consumo proteico absoluto diário excessivo em todas as faixas etárias ($p < 0{,}024$), e a maior contribuição percentual de leite para o consumo proteico total se deu nas crianças abaixo de três anos (51,7 a 55%). A ingestão isolada de leite supriu de 80 a 138% das necessidades proteicas diárias (abaixo de 8 anos). Crianças com uso de suplementos lácteos tenderam para a redução de consumo de alimentos não lácteos. O maior consumo proteico e de leite se associou ao perfil indulgente das mães ($p = 0{,}033$) e a hábitos coercitivos ($p = 0{,}043$), sem relação com as demais variáveis.
Conclusão	Houve ingestão proteica excessiva e relação entre ingestão reduzida de outras fontes proteicas e uso de suplementos de base láctea. Comportamentos maternos indulgentes e coercivos foram associados a um maior consumo de leite. Reforça-se a necessidade de orientação quanto à substituição de refeições e suplementação nutricional em quadros de dificuldades alimentares.

Dyslipidemia in children with feeding difficulties – a cross-sectional study in a Brazilian reference center.

Autores: Ana Beatriz Bozzini, Priscilla Maximino, Rachel Helena Vieira Machado, Raquel Ricci, Cláudia de Cássia Ramos, Mauro Fisberg.

Publicado na Revista Chilena de Nutrición em 2019.

Objetivos	Descrever o perfil lipídico de crianças com dificuldades alimentares, bem como verificar o impacto dos tipos clínicos das dificuldades alimentares e outros marcadores na presença de dislipidemias.
Metodologia	Estudo transversal com 61 crianças entre 2 e 10 anos. Os seguintes dados foram coletados dos prontuários: idade, sexo, duração da amamentação exclusiva (em meses), dosagens de colesterol total, HDL, LDL, VLDL e triglicerídeos (de acordo com recomendações para idade), tipo de dificuldade alimentar, escore-z de IMC, ingestão dietética de carboidratos e lipídios (% de ingestão de energia) e consumo diário de leite (mL), fibra (g) e bebidas açucaradas (mL). Teste t-Student e ANOVA foram utilizados, com nível de significância de 5%.
Resultados	A maioria das crianças era seletiva (55,7%) e 47,5% apresentaram dislipidemia, principalmente HDL-c baixo (27,6%) e hipertrigliceridemia (21,9%). Não foi encontrada relação significativa entre dislipidemias e duração do aleitamento materno exclusivo ($p = 0,93$), IMC ($p > 0,40$), tipo de dificuldade alimentar ($p > 0,26$) ou características da dieta ($p > 0,12$). Crianças com dislipidemia tendiam a beber volumes maiores de bebidas açucaradas em comparação aos valores recomendados ($p = 0,044$).
Conclusão	A prevalência de dislipidemias encontrada foi superior à média mostrada em crianças. Mais estudos são necessários para provar se existe uma associação verdadeira entre dificuldade alimentar e dislipidemia.

Crianças com dificuldades alimentares apresentam um consumo excessivo de bebidas açucaradas.

Autores: Priscila Maximino, Amanda Souza Barbosa, Natália Portela Viana, Juliana Masami Morimoto, Luana Romão Nogueira, Rachel Helena Vieira Machado, Mauro Fisberg.

Publicado no Archives of Health Sciences em 2019.

Objetivos	Estimar o perfil do consumo de alimentos de consistência líquida em crianças com dificuldades alimentares atendidas em um centro especializado e verificar a associação entre a quantidade ingerida e a contribuição energética de bebidas açucaradas e idade e índice de massa corporal por idade.
Metodologia	Estudo transversal com 119 crianças de 0 a 18 anos, realizado em ambulatório especializado no atendimento de dificuldades alimentares. Os dados foram coletados de prontuários e diário alimentar.
Resultados	A maioria da amostra era do gênero masculino (66,1%), considerada eutrófica quanto ao IMC/idade (77,3%), com média de idade de 4,1 anos ($\pm$ 3,25). Houve diferença estatisticamente significativa em relação à ingestão total de sucos, sendo que os meninos tiveram maior média de ingestão. A média de contribuição energética tanto para o sexo masculino quanto para o feminino é maior em relação ao consumo de leite. No entanto, não houve diferenças estatisticamente significativas entre os resultados ($p > 0,05$). Foram encontradas correlações muito fracas ou fracas entre volume ingerido e contribuição energética de bebidas açucaradas e idade e índice de massa corporal por idade.
Conclusão	Crianças com dificuldades alimentares apresentam consumo elevado de bebidas açucaradas, havendo maior ingestão de sucos por crianças do sexo masculino; o leite foi o líquido que apresentou maior contribuição energética na dieta total deles. As associações encontradas entre volume consumido e contribuição energética de bebidas, idade e índice de massa corporal são fracas ou muito fracas, não havendo correlação entre as mesmas.

Aspectos comportamentais e ambientais associados às dificuldades alimentares na infância: estudo com grupo controle.

Autores: Priscila Maximino, Rachel Helena Vieira Machado, Nathália Moretti Fontanezi, Luana Romão Nogueira, Cláudia de Cássia Ramos, Mauro Fisberg.

Publicado no International Journal of Nutrology em 2020.

Objetivos	Investigar os fatores associados à presença de dificuldades alimentares na infância, dentre dinâmicas de refeições e práticas parentais.
Metodologia	Trata-se de um estudo observacional caso-controle. Para o grupo de crianças com queixas de dificuldade alimentar, as informações foram retiradas dos prontuários dos pacientes. Para o grupo de crianças sem queixas de dificuldade alimentar, a amostragem foi constituída por conveniência (abordagem de famílias nas unidades de pronto atendimento). As entrevistas foram baseadas em questionário estruturado e aplicado na mesma versão para grupo caso e grupo controle.
Resultados	O grupo caso foi composto majoritariamente por indivíduos do sexo masculino, enquanto o grupo controle apresentou-se dividido igualmente entre os gêneros. A média de idade foi menor no grupo caso quando comparado ao controle. Verificou-se menor frequência de refeições compartilhadas nas famílias de crianças com dificuldade alimentar, especialmente por motivos de estresse, assim como maior ocorrência de refeições mais longas. Observou-se, ainda, maior risco de desenvolver dificuldade alimentar em crianças que realizavam refeições em ambientes inadequados, com menor autonomia, e os cuidadores do grupo caso demonstraram maior chance de não respeitar os sinais de fome da criança, assim como de usarem estratégias como coerção e distração durante as refeições.
Conclusão	O estilo autoritário foi associado à presença de dificuldade alimentar. Práticas parentais e todos os fatores que envolvem a dinâmica das refeições devem ser avaliados e acompanhados. A dinâmica familiar e de refeições apresentou-se modificada no grupo com dificuldade alimentar. Tais comportamentos devem ser avaliados e orientados durante o acompanhamento da queixa alimentar, pois compõem o cenário da queixa.

Fatores associados aos tipos de dificuldades alimentares em crianças entre 0 e 10 anos de idade: um estudo retrospectivo em um centro de referência brasileiro.

Autores: Arissa Matsuyama Okuizumi, Juliana Masami Morimoto, Luana Romão Nogueira, Priscila Maximino, Mauro Fisberg.

Publicado no Scientia Medica em 2020.

Objetivos	Identificar fatores associados à prevalência dos diferentes tipos de dificuldades alimentares em crianças com idade entre 0 e 10 anos.
Metodologia	Trata-se de um estudo observacional retrospectivo com dados de crianças de 0 a 10 anos diagnosticadas com alguma dificuldade alimentar, atendidas em um centro de referência localizado no município de São Paulo, SP, Brasil. A presença da dificuldade alimentar foi analisada de acordo com o diagnóstico multidisciplinar, o aparecimento da queixa, os dados sobre a gestação e a amamentação, o estilo parental, a presença de causas orgânicas e as complicações associadas. Os dados foram tabulados no programa Microsoft Excel, e as análises estatísticas foram realizadas no programa IBM SPSS Statistics 21 por meio de frequências absolutas e relativas, média, desvio-padrão, teste do Qui-quadrado e Kruskal-Wallis com o teste de post-hoc de Dunn.
Resultados	Foram avaliados 166 pacientes em idade pré-escolar e nascidos a termo, com predomínio do sexo masculino. O diagnóstico mais prevalente foi de seletividade alimentar, sem doenças orgânicas ou reações associadas. Os diagnósticos de dificuldade alimentar apresentaram associação estatisticamente significativa com idade, idade gestacional de nascimento, idade e fase da alimentação de aparecimento da queixa.
Conclusão	Os fatores que apresentaram associação com os diferentes tipos de dificuldade alimentar foram a idade, a idade gestacional de nascimento e a idade e fase da alimentação de aparecimento da queixa. O presente estudo permite iniciar um direcionamento mais específico de ações de orientação e de prevenção de dificuldade alimentar. Dessa forma, destaca-se a importância da realização de estudos desse cunho.

Consumo de fibras e dificuldades alimentares na infância: alimentos contribuintes e fatores associados.

Autores: Luana Romão Nogueira, Paula Louro Silva, Juliana Masami Morimoto, Raquel Ricci, Priscila Maximino, Mauro Fisberg.

Publicado na Saúde (Santa Maria) em 2020.

Objetivos	Descrever o consumo de fibras por crianças com dificuldades alimentares (DA) de acordo com a recomendação da Sociedade Brasileira de Pediatria (SBP), identificar e descrever os cinco alimentos que mais contribuem para o consumo de fibras, bem como verificar os fatores associados ao consumo de fibras dentro da recomendação.
Metodologia	Trata-se de um estudo observacional retrospectivo, baseado em utilização de dados de prontuários e com amostragem montada por conveniência. Os cinco alimentos que mais contribuíram para o consumo de fibras (totais, solúveis e insolúveis) foram apresentados de acordo com o percentual de contribuição. Os fatores associados ao consumo de fibras dentro da recomendação foram verificados utilizando regressão logística.
Resultados	A maioria das crianças (53,8%) apresentou consumo abaixo da recomendação da SBP. Os maiores contribuintes para o consumo de fibras totais foram pães, arroz e cereais, seguidos de frutas, feijões e outras leguminosas, hortaliças e sucos de frutas. Os contribuintes de fibras solúveis e insolúveis são semelhantes ao *rank* de fibras totais. A escolaridade dos pais apresentou associação positiva com consumo de fibras dentro da recomendação (OR: 5,30; IC95% 1,08-25,99; p = 0,039), enquanto o uso de distração durante a refeição e a falta de autonomia da criança para se servir apresentaram associação negativa (OR: 0,43; IC95% 0,19-0,96; p = 0,040 e OR: 0,44; IC95% 0,20-0,98; p = 0,045, respectivamente).
Conclusão	A maioria das crianças com DA apresentou consumo de fibras abaixo da recomendação. A maior parte dos alimentos contribuintes apresenta boa qualidade nutricional. Os fatores associados ao consumo de fibras foram escolaridade dos pais, uso de distração durante a refeição e autonomia da criança para se servir. Dessa forma, a dinâmica das refeições e o papel dos pais na alimentação são importantes e devem ser avaliados e orientados durante o acompanhamento das DA.

BIBLIOGRAFIA CONSULTADA

Barrenechea CA. Redação científica: com o uso de ferramentas tecnológicas. Curitiba: Universidade Federal do Paraná, 2012.

Bozzini AB, Malzyner G, Maximino P, Machado RHV, Ramos CC, Ribeiro L et al. O pediatra deve investigar sintomas de transtornos obsessivos compulsivos em crianças com dificuldades alimentares? Rev Paul Pediatr. 2019;37(1):104-109.

Brasil. Lei n. 13.709, de 14 de agosto de 2018. Dispõe sobre a proteção de dados pessoais e altera a Lei n. 12.965, de 23 de abril de 2014. Disponível em: <http://www.in.gov.br/materia/-/asset_publisher/Kujrw0TZC2Mb/content/id/36849373/do1-2018-08-15-lei-no-13-709-de-14-de-agosto-de-2018-36849337>. Acesso em: 10 fev. 2021.

Brasil. Ministério da Saúde. Secretaria de Ciência, Tecnologia e Insumos Estratégicos. Departamento de Ciência e Tecnologia. Diretrizes metodológicas: elaboração de revisão sistemática e metanálise de estudos observacionais comparativos sobre fatores de risco e prognóstico. Brasília: Ministério da Saúde, 2014.

Brasil. Ministério da Saúde. Secretaria de Ciência, Tecnologia e Insumos Estratégicos. Departamento de Ciência e Tecnologia. Por que pesquisa em saúde? Brasília: Ministério da Saúde, 2007.

Brasil. Ministério da Saúde. Conselho Nacional de Saúde. Resolução n. 466, de 12 de dezembro de 2012. Trata de diretrizes e normas regulamentadoras de pesquisas envolvendo seres humanos. Disponível em: <http://www.conselho.saude.gov.br/resolucoes/2012/Reso466.pdf>. Acesso em: 3 maio 2020.

Greenhalgh T. How to read a paper: papers that summarise other papers (systematic reviews and meta-analyses). BMJ. 1997;315:672-675.

Hill SS, Soppelsa BF, West GK. Teaching ESL students to read and write experimental-research papers. TESOL Quarterly. 1982;16(3):333-347.

Interfarma. Associação da Indústria Farmacêutica de Pesquisa. A importância da pesquisa clínica para o Brasil. Julho de 2019. Disponível em: <https://www.interfarma.org.br/public/files/biblioteca/a-importancia-da-pesquisa-clinica-para-o-brasil-interfarma.pdf>. Acesso em: 10 fev. 2021.

Junqueira P, Maximino P, Ramos CC, Machado RHV, Assumpção I, Fisberg M. O papel do fonoaudiólogo no diagnóstico e tratamento multiprofissional da criança com dificuldade alimentar: uma nova visão. Rev CEFAC. 2015;17(3):1004-1011.

Machado RHV, Tosatti AM, Malzyner G, Maximino P, Ramos CC, Bozzini AB et al. Maternal feeding practices among children with feeding difficulties - cross-sectional study in a Brazilian reference center. Front Pediatr. 2018;5:286.

Maximino P, Barbosa AS, Viana NP, Morimoto JM, Nogueira LR, Machado RHV et al. Crianças com dificuldades alimentares apresentam um consumo excessivo de bebidas açucaradas. Arch Health Sci. 2019;26(2):111-115.

Maximino P, Machado RHV, Fontanezzi NM, Nogueira LR, Ramos CC, Fisberg M. Aspectos comportamentais e ambientais associados às dificuldades alimentares na infância: estudo com grupo controle. Int J Nutrol. 2020;12(3):109-115.

Maximino P, Machado RHV, Junqueira P, Ciari M, Tosatti AM, Ramos CC et al. Como acompanhar a criança com dificuldade alimentar em escopo multidisciplinar? Protocolo de atendimento multiprofissional na infância e adolescência - estudo-piloto. J Hum Growth Dev. 2018;26(3):331-340.

Maximino P, Machado RHV, Ricci R, Ramos CC, de Carvalho MJR, Fisberg M. Children with feeding difficulties tend to high protein and milk-based supplements' intake - how to break this cycle? DEMETRA. 2019;14:e37449.

Nogueira LR, Silva PL, Morimoto JM, Ricci R, Maximino P, Fisberg M. Consumo de fibras e dificuldades alimentares na infância: alimentos contribuintes e fatores associados. Rev Saúde (Sta Maria). 2020;46(2).

Okuizumi AM, Morimoto JM, Nogueira LR, Maximino P, Fisberg M. Fatores associados aos tipos de dificuldades alimentares em crianças entre 0 e 10 anos de idade: um estudo retrospectivo em um centro de referência brasileiro. Sci Med (Porto Alegre). 2020;30(1):35530.

Organização das Nações Unidas para a Educação, Ciência e Cultura (Unesco). Divisão de Ética das Ciências e Tecnologias. Setor de Ciências Sociais e Humanas. Declaração Universal sobre Bioética e Direitos Humanos. Brasília/São Paulo, 2006.

Organização Panamericana de Saúde (Opas)/Organização Mundial de Saúde (OMS). Boas práticas clínicas: documento das Américas. In: IV Conferência Pan-americana para Harmonização da Regulamentação Farmacêutica. República Dominicana: Opas/OMS, 2008.

Pereira MG. A seção de discussão de um artigo científico. Epidemiol Serv Saúde. 2013;22(3):537-538.

Ramos CC, Maximino P, Machado RHV, Bozzini AB, Ribeiro LW, Fisberg M. Delayed development of feeding skills in children with feeding difficulties - cross-sectional study in a Brazilian reference center. Front Pediatr. 2017;5:229.

Reis PED. A pesquisa em saúde: implicações para a prática profissional. RBPS. 2005;18(2):112-113.

Ribeiro LW, Ricci R, Maximino P, Machado RHV, Bozzini AB, Ramos CC et al. Clinical use of a food inventory to identify maternal underreport on children's food intake: experience of a reference center in Brazil. Nutr Clín Diet Hosp. 2018;38(1):81-89.

Rippel JA, de Medeiros CA, Maluf F. Declaração Universal sobre Bioética e Direitos Humanos e Resolução CNS 466/2012: análise comparativa. Rev Bioét. 2016;24(3):603-612.

Santos CMC, Pimenta CAM, Nobre MRC. A estratégia PICO para a construção da pergunta de pesquisa e busca de evidências. Rev Latino-Am Enfermagem. 2017;15(3):508-511.

Soares JS, Maximino P, Machado RHV, Bozzini AB, Tosatti AM, Ramos CC et al. Feeding difficulties are not associated with higher rates of iron deficiency anemia in Brazilian children and adolescents - cross-sectional study. Nutrire. 2017;42(1).

Tosatti AM, Ribeiro LW, Machado RHV, Maximino P, Bozzini AB, Ramos CC et al. Fazer refeições em família tem efeito protetor para a obesidade e bons hábitos alimentares na juventude? Revisão de 2000 a 2016. Rev Bras Saúde Matern Infant. 2017;17(3):435-445.

Varoni EM, Lodi G, Iriti M. Efficacy behind activity - phytotherapeutics are not different from pharmaceuticals. Pharm Biol. 2015;53(3):404-406.

Yamakawa EK, Kubota FI, Beuren FH, Scalvenzi L, Miguel PAC. Comparativo dos softwares de gerenciamento de referências bibliográficas: Mendeley, EndNote e Zotero. TransInformação. 2014;26(2):167-176.

APÊNDICE A – TERMO DE CONSENTIMENTO LIVRE E ESCLARECIDO (TCLE)

Termo de consentimento livre e esclarecido (TCLE)

Prezado(s) responsável(is),

Gostaríamos de obter o seu consentimento para o menor -- participar como voluntário da pesquisa intitulada *(inserir título da pesquisa)*.

O(s) objetivo(s) deste estudo é/são *(informar o objetivo de forma clara e resumida)*. Os resultados contribuirão para *(inserir justificativa/relevância da pesquisa)*.

A participação nesta pesquisa consistirá em *(descrever detalhadamente, em linguagem leiga, os procedimentos que serão utilizados)*.

São esperados os seguintes benefícios pela participação: *(inserir os benefícios)*. Considerando que toda pesquisa oferece algum tipo de risco, nesta pesquisa o(s) risco(s) é/são *(inserir os riscos)*.

As informações fornecidas por você e seu filho serão consideradas confidenciais e de conhecimento apenas dos pesquisadores responsáveis. Os participantes da pesquisa não serão identificados em nenhum momento, mesmo quando os resultados da pesquisa forem divulgados em qualquer forma, garantindo o anonimato.

Não será cobrado nada e não haverá gastos decorrentes de sua participação. Se houver algum dano decorrente da pesquisa, o participante será indenizado nos termos da Lei.

Gostaríamos de deixar claro que a participação é voluntária, e você e seu filho têm o direito de desistir da participação desta pesquisa a qualquer momento, sem nenhuma penalidade ou prejuízo de qualquer natureza e sem que isso prejudique o acesso do seu filho aos demais serviços da instituição.

Desde já, agradecemos a atenção e a participação e colocamo-nos à disposição para maiores informações. *(Inserir informações do pesquisador responsável: nome completo, telefone, e-mail.)*

Você poderá ainda entrar em Contato com o Comitê de Ética em Pesquisa da Fundação José Luiz Egydio Setúbal, Avenida Angélica, 2071, 1º andar - Secretaria do CEP, Higienópolis - CEP 01227-200 - São Paulo/SP, ou pelo telefone: (11) XXXXXXXXX, às segundas e terças-feiras, das 13h às 16h, se você tiver qualquer dúvida com relação aos seus direitos como participante de um projeto de pesquisa. Você também poderá entrar em contato pelo e-mail: etica.pesquisa@fundacaojles.org.br.

Este termo terá suas páginas rubricadas pelo pesquisador que aplicará o termo e pelo(s) responsável(is), e será assinado em duas vias, das quais uma ficará com o participante e a outra, com o pesquisador.

Ao fornecer o meu consentimento assinando este termo, eu declaro que recebi todas as informações sobre o projeto de pesquisa de forma clara e completa e que minhas perguntas foram respondidas satisfatoriamente. Tenho conhecimento de que posso desistir da participação do meu filho a qualquer momento e que receberei uma via deste documento assinado por mim.

Participante

Nome completo do participante da pesquisa:

____

Mãe/representante legal (responsável ausente)

Nome completo da mãe/representante legal, em letra legível:

____

____

(Assinatura da mãe/representante legal) *(Data [dd-MMM-aaaa])*

____

Parentesco do representante legal com o participante da pesquisa:

____

Pai/representante legal (responsável ausente)

Nome completo do pai/representante legal, em letra legível:

____

____

(Assinatura do pai/representante legal) *(Data [dd-MMM-aaaa])*

____

Parentesco do representante legal com o participante da pesquisa:

____

Se um dos responsáveis estiver ausente

Devido ao fato de um dos responsáveis não estar presente no momento da aplicação do *Termo de Consentimento Livre e Esclarecido*, entrei em contato com o responsável __________ ____ pelo telefone ________________________________, que consentiu verbalmente, em conjunto com seu/sua parceiro(a), a participação do menor citado acima no projeto de pesquisa.

Pesquisador

Eu confirmo que expliquei a natureza e o objetivo desta pesquisa, assim como os possíveis riscos e benefícios ao participante da pesquisa. Declaro que cumprirei as exigências contidas nos itens IV.3 e IV.4, este último se pertinente, conforme Resolução CNS n. 466/2012.

Nome completo do pesquisador, em letra legível:

(Assinatura do pesquisador) *(Data [dd-MMM-aaaa])*

Declaração da testemunha imparcial

A presença de pelo menos uma testemunha imparcial é obrigatória quando o participante da pesquisa e/ou representante legal não puder ler ou escrever. Uma testemunha imparcial deve estar presente durante toda a discussão do consentimento livre e esclarecido.

Confirmo que as informações do termo de consentimento livre e esclarecido foram precisamente explicadas e aparentemente compreendidas pelo participante da pesquisa e/ou seu representante legal e que o consentimento do participante da pesquisa e/ou do representante legal foi fornecido voluntariamente.

Nome completo da testemunha imparcial, em letra legível:

(Assinatura da testemunha imparcial) *(Data [dd-MMM-aaaa])*

APÊNDICE B – TERMO DE ASSENTIMENTO LIVRE E ESCLARECIDO (TALE)

Para crianças e adolescentes (maiores de 7 anos e menores de 18 anos) e para o legalmente incapaz

Termo de assentimento livre e esclarecido (TALE)

Para crianças e adolescentes (maiores de 7 anos e menores de 18 anos) e para o legalmente incapaz.

Você está sendo convidado a participar da pesquisa *(título da pesquisa)*, coordenada pelo *(citar o nome do pesquisador responsável e telefones)*. Seus pais ou responsáveis permitiram que você participe.

Nesta pesquisa, pretendemos *(objetivos da pesquisa descritos em linguagem acessível à idade do participante)*.

Você só precisa participar da pesquisa se quiser, é um direito seu e não terá nenhum problema se desistir. As crianças que irão participar desta pesquisa têm de *(idade)* a *(idade)* anos de idade.

A pesquisa será feita no/a *(local)*, onde as crianças *(descrever o método/procedimento)*. Para isso, será(ão) usado(a,s) *(materiais)*. Ele(a) é considerado(a) seguro(a), mas é possível ocorrer *(riscos)*. Caso aconteça algo errado, você pode nos procurar pelos telefones que aparecem no começo do texto. Mas há coisas boas que podem acontecer, como *(benefícios)*.

Ninguém saberá que você está participando da pesquisa; não falaremos a outras pessoas nem daremos a estranhos as informações que você nos passar. Os resultados da pesquisa serão publicados (explicação da divulgação dos resultados), mas sem identificar as crianças/adolescentes que participaram.

Você poderá ainda entrar em contato com o Comitê de Ética em Pesquisa da Fundação José Luiz Egydio Setúbal, Avenida Angélica, 2071, 1º andar - Secretaria do CEP, Higienópolis - CEP 01227-200, São Paulo - SP, ou pelo telefone: (11) XXXXXXXXX, às segundas e terças-feiras, das 13h às 16h, se você tiver qualquer dúvida com relação aos seus direitos como participante de um projeto de pesquisa. Também poderá entrar em contato pelo e-mail: etica.pesquisa@fundacaojles.org.br.

Eu aceito participar da pesquisa *(título da pesquisa)* e entendi as coisas ruins e as coisas boas que podem acontecer. Entendi que posso dizer "sim" e participar, mas que, a qualquer momento, posso dizer "não" e desistir, e que ninguém vai ficar com raiva de mim.

Os pesquisadores tiraram minhas dúvidas e conversaram com os meus responsáveis.

Recebi uma via deste documento, li e concordo em participar da pesquisa.

Participante

Nome completo do participante da pesquisa:

Mãe/representante legal (responsável ausente)

Nome completo da mãe/representante legal, em letra legível:

(Assinatura da mãe/representante legal) *(Data [dd-MMM-aaaa])*

Parentesco do representante legal com o participante da pesquisa:

Pai/representante legal (responsável ausente):

Nome completo do pai/representante legal, em letra legível:

(Assinatura do pai/representante legal) *(Data [dd-MMM-aaaa])*

Parentesco do representante legal com o participante da pesquisa:

Se um dos responsáveis estiver ausente

Devido ao fato de um dos responsáveis não estar presente no momento da aplicação do *Termo de Assentimento Livre e Esclarecido*, entrei em contato com o responsável ___________ ____ pelo telefone ___________________________________, que consentiu verbalmente, em conjunto com seu/sua parceiro(a), a participação do menor citado acima no projeto de pesquisa.

Pesquisador

Eu confirmo que expliquei a natureza e o objetivo desta pesquisa, assim como os possíveis riscos e benefícios ao participante da pesquisa. Declaro que cumprirei as exigências contidas nos itens IV.3 e IV.4, este último se pertinente, conforme Resolução CNS n. 466/2012.

____

Nome completo do pesquisador, em letra legível:

____

____

(Assinatura do pesquisador) *(Data [dd-MMM-aaaa])*

____

Declaração da testemunha imparcial

A presença de pelo menos uma testemunha imparcial é obrigatória quando o participante da pesquisa e/ou representante legal não puder ler ou escrever. Uma testemunha imparcial deve estar presente durante toda a discussão do assentimento livre e esclarecido.

Confirmo que as informações do termo de assentimento livre e esclarecido foram precisamente explicadas e aparentemente compreendidas pelo participante da pesquisa e/ou seu representante legal e que o assentimento do participante da pesquisa e/ou do representante legal foi fornecido voluntariamente.

____

Nome completo da testemunha imparcial, em letra legível:

____

____

(Assinatura da testemunha imparcial) *(Data [dd-MMM-aaaa])*

____

APÊNDICE C – PLANILHA DE ORÇAMENTO

Título do projeto:

Pesquisador responsável:

1. Financiamento do projeto

Fonte financiadora	CPF ou CNPJ	Valor financiado
		R$:
		R$:
Total de recursos disponíveis para a condução do projeto		R$:

2. Recursos materiais

2.1. Material permanente: (p.ex.: equipamentos, livros, máquina fotográfica, gravador, softwares, equipamentos de informática, etc.)

Descrição do material	Fonte financiadora	Quantidade	Valor (unidade)	Total R$
			Subtotal	R$

2.2. Material de consumo: (p.ex.: papel sulfite, cartuchos de tinta para impressora, filmes fotográficos, pastas, outros materiais de papelaria, soluções e reagentes, meios de cultura, vidrarias, embalagens, insumos, matéria-prima, etc.)

Descrição do material	Fonte financiadora	Quantidade	Valor (unidade)	Total R$

3. Serviços

3.1. Gráfica (p.ex.: cópias, encadernações, impressão e confecção de pôster)

Descrição do material	Fonte financiadora	Quantidade	Valor (unidade)	Total R$

3.2. Outros (inscrição para congresso, despesas de locomoção e estadia, análise estatística, traduções, taxa de publicação)

Descrição do material	Fonte financiadora	Quantidade	Valor (unidade)	Total R$
			Total (recursos materiais e serviços):	R$

APÊNDICE D – DECLARAÇÃO DE INFRAESTRUTURA

Declaração de Infraestrutura

O *(nome do local onde o projeto será realizado)*, localizado à *(endereço do local)*, conta com uma equipe qualificada para a condução de pesquisas clínicas, compostas por *(colocar as profissões envolvidas, como médicos, nutricionistas, psicólogos, etc.)*.

O local apresenta *(descrição da infraestrutura, como consultórios, salas de entrevista, recepção, laboratórios, etc.)*.

Atenciosamente,

-------------------------- --

Data *Nome e cargo do responsável*